Das große Buch der

HAUSMITTEL

Die sanfte Methode zur Selbsthilfe

Das große Buch der

HAUS-MITTEL

Gaby Freiburg

Die sanfte Methode zur Selbsthilfe

unipart

Vorwort

Noch unsere Großeltern setzten ebenso wie viele Generationen davor gegen alle möglichen leichten Beschwerden die verschiedensten Hausmittel äußerst erfolgreich ein. Auch heute muß man bei vielen kleineren oder mittleren Unpäßlichkeiten nicht sofort mit schweren Medikamenten-Geschützen auffahren, sondern kann mit altbewährten Hausrezepten viel erreichen.

In diesem Buch haben wir verschiedene Hausmittel – solche mit langer Tradition, aber auch neuartige aus unserer Zeit – zu den gängigsten Krankheiten zusammengetragen. So erfahren Sie, bei welchen Apfelessig eingesetzt werden kann, daß Knoblauch gut für die Blutgefäße ist und Teebaumöle Bakterien, Viren sowie Pilze abtöten.

»Hausmittel können nicht in allen Fällen eine medizinische Betreuung ersetzen. Bei Beschwerden, die sich nach 24 Stunden nicht deutlich gebessert haben, muß man daher unbedingt einen Arzt aufsuchen.«

Doch manchmal muß man bei einigen Beschwerden doch auf die Chemie zurückgreifen. Wir haben Ihnen dazu einige frei verkäufliche Substanzen aufgelistet. Ihr Apotheker kann Ihnen Medikamente, die diese Substanzen enthalten, empfehlen, Sie hinsichtlich der Wirkungen, aber auch Nebenwirkungen dieser Medikamente beraten.

Die Selbstmedikation mit Hausmitteln hat jedoch auch ihre Grenzen, denn sie können eine medizinische Betreuung nicht in allen Fällen alternativ ersetzen. Deshalb empfehlen wir Ihnen, unbedingt einen Arzt oder Heilpraktiker um Rat zu fragen, wenn sich Beschwerden nach 24 Stunden nicht deutlich gebessert haben oder Sie sich nicht sicher sind, wie Sie vorgehen sollen. Setzen Sie außerdem Medikamente, die der Arzt Ihnen verschrieben hat, nicht eigenmächtig ab.

Beachten Sie diese Empfehlungen, so werden Sie erleben, daß auch Sie mit Hausmitteln beispielsweise bei Erkältungen, Durchfall, Magenbeschwerden oder Kopfschmerzen viel erreichen können. Vorrangig aber wünschen wir Ihnen, daß Sie diese wie alle anderen therapeutischen Mittel nur möglichst selten in Anspruch nehmen müssen.

Gaby Freiburg

Erkrankungen von A bis Z

und ihre Therapien durch Hausmittel

Abszeß, Geschwüre

Typische Beschwerden

Bei einem Abszeß oder einem Geschwür handelt es sich um eine eitrige Entzündung (Infektion). Verursacht wird sie durch Bakterien – sogenannte Staphylokokken –, die in die Haut eindringen. Erstes Zeichen eines Abszesses oder Geschwürs ist meist ein ungefähr streichholzkopfgroßer roter Fleck auf der Haut, der innerhalb weniger Stunden anschwillt und zu jucken beginnt. In der Mitte des Flecks bildet sich dann eine kleine Eiterpustel, die bei kleineren Abszessen nach einigen Tagen aufbricht. Bei größeren Abszessen kann sich der Eiter dagegen tief im Gewebe ausbreiten. Von einem Furunkel (siehe Seite 89) spricht man, wenn ein Haarbalg eitrig infiziert ist. Bilden sich mehrere Furunkel dicht beieinander, und schwellen diese stärker an, handelt es sich um einen Karbunkel.

Wichtiger Hinweis

Entgegen althergebrachter Ansicht gilt heute grundsätzlich, daß kein Abszeß, Geschwür, Furunkel oder Karbunkel aufgeschnitten werden darf, um so den Eiter abfließen zu lassen. Dies war zwar früher eine Methode der Schulmedizin, doch weiß man heute, daß sich die Infektion durch das Aufschneiden oder Aufstechen noch weiter im Körper verbreiten kann.

Behandlung mit Hausmitteln

■ **Ätherische Öle.** Kleinere Abszesse oder Furunkel können mit Thymian-, Lavendel-, Kamillen-, Eukalyptus- oder Kiefernnadelöl behandelt werden. Am besten eignet sich aber Teebaumöl: Es gelangt durch die Haut bis zum Infektionsherd, wo es seine antientzündliche Wirkung voll entfaltet. Das Teebaumöl zersetzt auch den sich unter der Haut befindenden Eiter und wirkt besonders schnell.

Anwendung: Geben Sie ein paar Tropfen Teebaumöl auf einen Wattebausch, und betupfen Sie damit mehrmals pro Tag die infektiöse Hautstelle.
Anwendung: Geben Sie 3 Tropfen Thymianöl in 1 Tasse lauwarmes abgekochtes Wasser, und betupfen Sie die betroffene Körperpartie mit dieser Mischung. Wiederholen Sie dies zwei- bis dreimal täglich.

Gut zu wissen

Sie können die Mischung nicht aufbewahren, da ätherisches Öl sehr schnell verdunstet!

■ **Kohlblätter.** Kohlblätter fördern die Abheilung von Abszessen und Geschwüren. Offene Wunden dürfen jedoch **nicht** mit Kohlblättern behandelt werden. Für die Auflagen verwenden Sie frische Blätter aus dem Inneren eines Weißkohls, die Sie fein hacken.
Anwendung: Wickeln Sie die gehackten Kohlblätter in ein Stück Gaze, legen Sie diese auf die betroffene Stelle, und umwickeln Sie die Auflage locker mit einer Mullbinde. Mit der Zeit wird der Eiter aus dem Abszeß herausgezogen, und die Verhärtung geht zurück. Wechseln Sie die Kohlauflagen mehrmals täglich.

Behandlung mit Medikamenten

Frei im Handel sind keine wirksamen Präparate zur Behandlung erhältlich. Einzig desinfizierende Substanzen, die ein Abheilen der Wunden beschleunigen, bieten sich an.

Abwehrschwäche

Typische Beschwerden

Unser Körper besitzt ein kompliziertes Abwehrsystem, das eindringende Krankheitserreger (Bakterien, Viren, Pilze) abfängt und vernichtet. Wir verfügen über zwei verschiedene Abwehrsysteme: Das eine befindet sich in sämtlichen Körperzellen, also beispielsweise auch im Blut, und bekämpft generell alle eindringenden Fremdkörper. Man nennt es deshalb auch „unspezifische Abwehr". Dagegen produziert das „spezifische Abwehrsystem" der Zellen spezielle Stoffe, die sogenannten Antikörper, die nur gegen einen bestimmten Erreger gerichtet sind. Der Organismus merkt sich diese Erreger, erkennt sie bei einem erneuten Kontakt wieder und kann dann schnell sowie gezielt gegen diese Keime vorgehen.

Gut zu wissen

Stillen schützt den Säugling vor Infektionen, da er mit der Muttermilch die Abwehrstoffe der Mutter erhält.

Gegen viele Infektionserkrankungen baut unser Abwehrsystem bei der Ersterkrankung eine Immunität auf, die uns vor weiteren Erkrankungen schützt, welche durch denselben Erreger ausgelöst werden. Bei manchen Infektionen hält dieser Schutz lebenslang. Impfungen führen ebenfalls zu einem Schutz vor bestimmten Infektionserkrankungen, wobei dieser jedoch meist nur Monate oder wenige Jahre andauert. Danach muß die Impfung wieder aufgefrischt werden.

Probleme hat unser Immunsystem mit Krankheitserregern, die ihre Form oft verändern, wie beispielsweise das Grippevirus. Bei erneutem Kontakt erkennt das Immunsystem den Erreger nicht mehr und muß erst neue Antikörper produzieren. Folge ist, daß man erneut an der Grippe erkrankt.

Häufigste Ursachen

Die häufigsten Ursachen einer geschwächten Abwehr sind:

- starke körperliche Belastung,
- Streß, seelische Belastung,
- Schlafmangel,
- falsche, unausgewogene Ernährung,
- Infektionen, Verletzungen, Operationen,
- Kortikoid-Therapie (außer Behandlung mit Kortikoiden, die auf die Haut gegeben werden), Strahlen- und Chemotherapie,

- schwere chronische Erkrankungen wie HIV-Infektion oder Leukämie,
- angeborene Störungen des Immunsystems.

Vorbeugende Maßnahmen

Voraussetzung für eine starke Abwehr ist eine gesunde Lebensführung: Treiben Sie Sport, bewegen Sie sich viel an frischer Luft, und sorgen Sie für eine ausgewogene Ernährung, die reich an Gemüse, Frischkost und Obst sein sollte. Nehmen Sie ausreichend Vitamin C – täglich 75 mg (Raucher benötigen mehr) – zu sich: Essen Sie täglich eine Apfelsine, oder trinken Sie ein Glas Sanddornsaft. Wenn jeder um Sie herum bereits hustet und schnieft, dann sollten Sie die Vitamin-C-Zufuhr erhöhen. Auch die Vitamine B6 (beispielsweise in Brot, Bananen, Kartoffeln und Möhren enthalten), B_{12} (in Milch, Ei, Fleisch und Sauerkraut), A und E sowie Folsäure (z.B. in Wirsing, Spinat und Vollkornprodukten) stärken das Immunsystem.

Neuerdings gilt auch das Spurenelement Zink als Stimulator des Immunsystems. Es aktiviert über 200 lebenswichtige Hormone und Enzyme. Die besten Zinklieferanten sind Fleisch (vor allem Leber), aber auch Fisch, Milchprodukte und Eier. Wichtig ist ferner, daß Sie viel trinken: 2 bis 3 Liter pro Tag sollten es schon sein. Am besten eignen sich Mineralwasser, ungesüßte und verdünnte Fruchtsäfte oder Früchtetees.

Gut zu wissen

Sie sollten nicht mehr als 100 mg Vitamin C pro Tag zu sich nehmen!

Behandlung mit Hausmitteln

■ **Kalter Guß am Morgen.** Duschen Sie morgens etwa 5 Minuten lang warm, dann für etwa 10 Sekunden kalt. Beginnen Sie dabei mit der Handbrause immer außen, und wandern Sie dann in Richtung Herz.

■ **Sauna.** Gehen Sie regelmäßig in die Sauna. Klären Sie jedoch vorher unbedingt mit Ihrem Arzt ab, ob es diesbezüglich irgendwelche Bedenken gibt. Wichtig ist, daß Sie nach der Aufheizphase ins kalte Tauchbecken steigen. Das härtet ab und tut auch den Lungen gut.

■ **Ätherische Öle.** Düfte wirken auch auf die Teile des zentralen Nervensystems, die das Immunsystem regulieren. Anregende und stärkende Eigenschaften besitzen die ätherischen Öle von Angelika, Bergamotte, Cajeput, Eukalyptus, Teebaum und Thymian.

Anwendung: Geben Sie ein paar Tropfen des betreffenden Öls in eine Duftlampe, die Sie in Ihrem Wohn- oder Arbeitszimmer aufstellen.

■ **Taigawurzel.** Die Taigawurzel stammt aus Rußland und gehört zu den Efeugewächsen. Sie regt die Produktion von Immunzellen an.

Anwendung: Übergießen Sie 1 Teelöffel zerkleinerte getrocknete Wurzel mit 1 Tasse kochendem Wasser. Lassen Sie den Tee 15 Minuten ziehen, und gießen Sie ihn dann durch ein Sieb ab. Sie sollten dreimal täglich 1 Tasse des Tees trinken. Um das Immunsystem nicht zu überfordern, sollten Sie den Tee bei täglicher Anwendung keinesfalls länger als 3 Monate trinken.

Achtung!

Taigawurzel-Tee oder -Präparate dürfen grundsätzlich nicht bei erhöhtem Blutdruck getrunken oder eingenommen werden.

■ **Knoblauch.** Die berühmte Knolle bietet die beste Möglichkeit, sowohl heilend als auch vorbeugend wirksam zu sein. Durch seinen relativ hohen Kaliumgehalt kräftigt Knoblauch den ganzen Organismus. Dafür sollte er regelmäßig und am besten roh verzehrt werden. Kalium entwässert die Zellen und fördert auf diese Weise die Entgiftung. Alliin, Allicin und die im Knoblauch enthaltenen Flavonoide wirken zusätzlich antibiotisch, vernichten also Krankheitserreger und unterstützen somit das Immunsystem. Auch die Spurenelemente Kupfer, Selen und Phosphor helfen dem Abwehrsystem bei seiner Arbeit.

■ **Apfelessig.** Bei der Stärkung des Immunsystems spielt Apfelessig eine wichtige Rolle. Das in ihm enthaltene Kupfer regt die Antikörper-Bildung an, er hindert Bakterien sowie Viren an der Vermehrung und steigert durch

die lebenswichtigen Vitamine A, C, E sowie die Mineralstoffe Eisen, Selen und Zink die selbstheilenden Kräfte des Organismus. Das im Apfelessig enthaltene Kalium kräftigt den gesamten Körper.
Anwendung: Trinken Sie vor der Hauptmahlzeit einen „Fitmacher" aus 2 Teelöffeln Apfelessig in 1 Glas Wasser.

Behandlung mit Medikamenten

Es gibt zahlreiche Präparate zur Stärkung der Immunabwehr und Förderung der körperlichen Leistungskraft gerade in zunehmendem Alter, doch ihre Wirkung ist nicht immer wissenschaftlich belegt. Viele der angebotenen Medikamente enthalten Vitamine, Spurenelemente und Mineralien in verschiedener Zusammensetzung. Darunter finden sich Substanzen, die der Organismus dringend benötigt, aber nicht selbst aufbauen kann. Ob Sie ein Mittel zur Stärkung einnehmen sollten, und gegebenenfalls welches, ist schwer zu beurteilen. Ihr Arzt wird dabei helfen, Ihr individuelles Defizit aufzuklären und dementsprechend den Körper zu unterstützen.

» Ob Sie überhaupt ein Stärkungsmittel einnehmen sollen und wenn ja, welches, kann nur ein Arzt entscheiden. «

Grundsätzlich wird unser Körper bei ausreichender Bewegung und einer gesunden Mischkost mit allem versorgt, was nötig ist. Bei erhöhter körperlicher Leistung, während der Schwangerschaft und Stillzeit sowie bei ungesunder Lebensweise z. B. durch übermäßigen Konsum von Alkohol kann eine Substitution sinnvoll sein.

Zur Vorbeugung insbesondere von Erkältungskrankheiten haben sich pflanzliche Präparate mit *Echinacea purpurea* oder *Ginseng* bewährt. Sie steigern die körpereigene Abwehrkraft, so daß gerade in den erkältungsreichen Wintermonaten die Zahl der Infekte und die Schwere der Erkrankung deutlich vermindert werden können.

Wann zum Arzt?

Gehen Sie zum Arzt, wenn Sie das Gefühl haben, häufiger als andere Menschen an einfachen Infekten zu erkranken.

Wichtiger Hinweis Bei nicht erklärbaren akuten oder chronischen körperlichen bzw. seelischen Schwächezuständen sollten Sie den Arzt aufsuchen.

Afterentzündung

Typische Beschwerden

Als Afterentzündung – vom Volksmund auch „Wolf" genannt – bezeichnet man Rötung, Schwellung, Nässen und Entzündlichkeit der Haut im Afterbereich. Verursacht werden diese Beschwerden durch Reibung, z.B. nach langen Märschen, beim Reiten, Radfahren oder beim Sport.

Behandlung mit Hausmitteln

■ **Ätherische Öle.** Durch Aufschläge mit reinem Teebaumöl wurden bemerkenswerte Erfolge erzielt.
Anwendung: Machen Sie zweimal täglich einen Aufschlag mit Teebaumöl.

■ Heilerde. Zu empfehlen sind Sitzbäder mit Heilerde.

■ Andere Therapieformen. Meistens helfen auch Aufschläge mit Eichenrinde, Kamille oder Zinnkraut.

Behandlung mit Medikamenten

Frei im Handel sind keine wirksamen Präparate erhältlich.

Akne

Typische Beschwerden

Als Akne bezeichnet man die Verstopfung und Entzündung von Hauttalgdrüsen. Verursacht wird sie durch eine übermäßige Talgproduktion, gekoppelt mit einer Verhornungsstörung. Erst bilden sich die sogenannten Mitesser (Komedonen), die sich durch einwandernde Bakterien entzünden oder manchmal sogar eitern können. Es entstehen unschöne Pickel. Man unterscheidet zwischen offenen Mitessern – sie sind anhand des schwarzen Köpfchens zu erkennen –, geschlossenen Mitessern mit weißlichen Knötchen und Aknepusteln oder -pickeln, also Mitessern, die sich entzündet haben.

»Bei chronischer Akne kann nur der Arzt helfen, wenngleich auch ihm kein wirkliches Heilmittel zur Verfügung steht.«

Es gibt *zwei Akneformen*: die leichte Akne, bei der die Pickel nur oberflächlich sind, und die schwere, tiefe Akne mit tief unter der Haut liegenden entzündeten Knoten. Nur letztere geht oft mit einer Narbenbildung einher. Hauptsächlich betroffen von der Akne sind Gesicht, Brust, Rükken und Schultern.

Meist entwickelt sich eine Akne während der Pubertät, also etwa zwischen dem 12. und 25. Lebensjahr. Danach heilt sie normalerweise auch ohne Behandlung von allein wieder ab. Bei einigen Patienten kann sie jedoch chronisch werden. Hier kann nur der Arzt helfen, wenngleich auch ihm kein wirkliches Heilmittel zur Verfügung steht.

Häufigste Ursachen

Zu den häufigsten Ursachen der Akne gehören:

- die Hormonumstellung während der Pubertät,
- bakterielle Infektionen der Mitesser,
- Kosmetik, welche die Haut zur Bildung von Mitessern anregt,
- bestimmte Arzneimittel oder Chemikalien (z.B. Chlor),
- sehr wahrscheinlich eine falsche Ernährung.

Vorbeugende Maßnahmen

Oberstes Gebot bei der Akne ist: Keinesfalls an der Haut herumdrücken! Bakterien können sonst in das umliegende

Gewebe eindringen und dort neue Entzündungen verursachen. Mitesser können Sie mit Heißwasserkompressen aufweichen und anschließend vorsichtig mit einem Komedonenquetscher öffnen.

Waschen Sie die Haut zweimal täglich mit einer aknegeeigneten, mild desinfizierenden Seife oder Waschlotion. In jeder Apotheke finden Sie eine breite Auswahl geeigneter Produkte. Tragen Sie antiseptische oder austrocknende Cremes oder Gele, beispielsweise mit Benzylperoxid oder Schwefelverbindungen, auf die betroffenen Hautpartien auf. Verwenden Sie spezielle Akne-Kosmetik. Essen Sie außerdem viel Gemüse, vor allem Rohkost.

»Wenn Sie unter Akne leiden, sollten Sie viel Gemüse, vor allem aber Rohkost essen.«

Behandlung mit Hausmitteln

■ **Ätherische Öle.** Nach einem Dampfbad mit Kamille-, Lavendel- oder Eukalyptusöl kann man die Mitesser leicht entfernen, doch verwenden Sie bitte dazu nicht die Fingerkuppen oder -nägel, sondern (wie bereits oben erwähnt) einen Komedonenquetscher (Extraktionsöse), den man in jeder Apotheke kaufen kann.

Anwendung: Sind die Mitesser entfernt, werden die Stellen zur Desinfektion mit Alkohol oder besser mit Teebaumöl abgetupft. Mehrmals täglich sollten Sie dann die betreffenden Stellen mit Teebaum-, Lavendel- oder Kamillenöl betupfen.

■ **Apfelessig.** Der im Apfelessig enthaltene Schwefel greift regulierend in die Funktion der Talgdrüsen ein. Außerdem wirkt Apfelessig entzündungshemmend, lindert den Juckreiz und beschleunigt die Wundheilung. Die Essigsäure stimuliert den Stoffwechsel und unterstützt den Entgiftungsprozeß.

Anwendung: Führen Sie eine Apfelessig-Kur durch: Trinken Sie vor jeder Mahlzeit 1 Glas Wasser mit 2 Teelöffeln Apfelessig. Sie können das Kurgetränk überdies mit Brennessel-, Möhren-, Löwenzahn- oder Artischockensaft – sie alle wirken blutreinigend – anreichern. Besonders

effektiv ist, das Kurgetränk mit gleichen Teilen Kohlsaft zu kombinieren.
Anwendung: Würzen Sie Gemüse und Rohkost mit Apfelessig.
Anwendung: Machen Sie Gesichtsdampfbäder: Geben Sie 1 Liter kochendes Wasser, 4 Eßlöffel Apfelessig und 2 Eßlöffel getrocknete Kamille oder Salbei in eine große Schüssel. Beugen Sie sich mit dem Kopf über das Gefäß, geben Sie ein Handtuch darüber, und atmen Sie die Dämpfe durch die Nase ein.
Anwendung: Legen Sie heiße Dampfkompressen mit Apfelessig auf die betroffenen Hautbereiche.
Anwendung: Um den Juckreiz zu lindern, können Sie Auflagen mit Apfelessig und Mais- bzw. Kartoffelmehl machen.
Anwendung: Waschen Sie Ihr Gesicht mit Apfelessig. Tragen Sie danach aber keine Cremes oder Öle auf.

»Als begleitende Maßnahme sollten Sie Akne-Kosmetik verwenden. Fragen Sie Ihren Arzt oder Apotheker.«

Behandlung mit Medikamenten

Akne-Präparate sind zahlreich. Hier einige hilfreiche Substanzen im Überblick:

- Bewährt haben sich Peelings, also Waschpasten, die Schleifpartikel enthalten und somit die Hautschüppchen ablösen. Als Schleifpartikel werden *Aluminiumoxide* oder *Polydimethylsilikonharze* verwendet.
- Präparate mit *Benzylperoxid* sind bakteriell insbesondere gegen die bei Akne häufig vorkommenden Erreger wirksam.
- Ebenfall gut wirksam gegen Bakterien ist *Hexachlorophen.* Die Wirkung setzt zwar meist etwas verzögert ein, doch wird die Haut nicht gereizt. Allergien gegen Hexachlorophen sind selten.
- *Ichthyole* sind Substanzen aus dem Schieferöl. In wasserlöslichem Zustand hemmen sie das Keimwachstum, steigern die Abwehrkraft der Haut und fördern das Eindringen anderer auf die Haut aufgebrachter Substanzen.

Durch eine vermehrte Durchblutung regeneriert sich die Haut, Entzündungen heilen ab.

▶ *Resorcin* ist ein schwaches Pilz- und Bakteriengift. Durch seine Struktur wirkt es außerdem wie ein Peeling.

▶ *Schwefel* in feiner Verteilung wirkt gegen Keime aller Art und als Schleifpartikel. Aufgrund möglicher toxischer Nebenwirkungen besonders bei großflächiger Anwendung ist von schwefelhaltigen Produkten eher abzuraten.

▶ *Steinkohleteer* ist gegen Bakterien und Pilze auf der Haut wirksam. Steinkohleteerhaltige Präparate vermindern die Zellerneuerung und wirken entzündungshemmend. Wichtig ist im Zusammenhang mit einer solchen Behandlung, die betroffenen Hautpartien vor Sonneneinstrahlung zu schützen. Hautreizungen sind möglich.

Wichtiger Hinweis Gehen Sie zum Arzt, wenn hormonelle Störungen für die Akne verantwortlich sind, sowie bei starken Entzündungen und Vereiterungen.

Allergien

Unter einer Allergie versteht man eine Überempfindlichkeitsreaktion des Organismus auf bestimmte körperfremde Substanzen, sogenannte Allergene. Zu den häufigsten Allergien auslösenden Stoffen zählen:

- Blütenpollen, -pflanzen,
- Tierhaare,
- Hausstaubmilben,
- Schimmelpilze,
- Nahrungsmittel (z.B. Kuhmilch, Getreide, Erdbeeren, Schalentiere, Tomaten),

- Kosmetika,
- Medikamente (z. B. Penicillin),
- Lebensmittelzusatzstoffe (z. B. Konservierungsmittel),
- Chemikalien,
- Metalle (z. B. Nickel, Chrom).

Es gibt aber auch Menschen, die auf Temperatur- oder Höhenunterschiede, Lichteinflüsse, Farben und psychische Einflüsse eine Allergie entwickeln.

Typische Beschwerden

Eine Allergie kann sich in verschiedenen Krankheitsbildern äußern: laufende Nase (Heuschnupfen), tränende und juckende Augen (Bindehautentzündung), juckender Hautausschlag, Asthmaanfälle oder – jedoch selten – Magen-Darm-Beschwerden mit Erbrechen, Durchfall, Blähungen und Magenschmerzen.

Achtung!

Im Extremfall kann eine allergische Reaktion zu einem lebensbedrohlichen anaphylaktischen Schock führen. Seine Symptome: starker Blutdruckabfall, Atemnot, Hautreaktionen am ganzen Körper. In diesem Fall gilt es, die Beine hoch zu lagern und den Patienten so schnell wie möglich zum Arzt zu bringen!

Häufigste Ursachen

Die Neigung, allergisch zu reagieren, kann angeboren oder aber erworben sein. Der Auslösemechanismus ist in beiden Fälle derselbe: Allergieauslösende Stoffe, die Antigene, bewirken, daß im Körper von den weißen Blutkörperchen Antikörper gebildet werden, die sich mit den Antigenen zu einem sogenannten Antigen-Antikörper-Komplex verbinden. Mit dieser Reaktion, die meist unbemerkt verläuft, erkennt der Körper schädliche Substanzen und kann sie abbauen. Liegt jedoch die Veranlagung für eine Allergie vor, reagiert der Körper heftig, und es wird Histamin freigesetzt. Diese Substanz löst eine Reihe von Reaktionen aus: Die Hautgefäße erweitern sich, und Plasma tritt ins Gewebe aus, es bilden sich die sogenannten Quaddeln. Die Bronchialmuskulatur zieht sich zusammen, es kommt zu Asthmaanfällen. Der Blutdruck sinkt.

Behandlung mit Hausmitteln

■ **Magnesium und Vitamin C.** Führen Sie eine Kur mit Magnesium und Vitamin C durch. Magnesium reduziert die Histaminproduktion. Essen Sie also magnesiumreiche Nahrungsmittel wie Johannisbeeren, Kopfsalat, Gurke, Radieschen, Paprika, Knäckebrot und Pumpernickel. Vitamin C bindet überschüssiges Histamin. Es ist in großen Mengen vor allem in Zitrusfrüchten, beispielsweise in Zitronen und Orangen, aber auch in Kiwi, enthalten.
Anwendung: Sollten Sie unter Heuschnupfen leiden, beginnen Sie ungefähr 6 Wochen vor Einsetzen des Pollenflugs mit der mehrwöchigen Kur, also etwa Mitte bis Ende Januar.

Achtung!

Allergisches Asthma darf nicht mit Antihistaminika therapiert werden. Lassen Sie grundsätzlich Ihr Symptombild vor Beginn einer Selbstbehandlung vom Arzt abklären.

Behandlung mit Medikamenten

Zur Selbstmedikation bei Allergien steht eine Reihe von H_1-Antihistaminika zur Verfügung. Sie vermindern die allergischen Symptome oder können sie zum Teil sogar ganz verhindern. Diese Medikamente eignen sich zur Selbstbehandlung insbesondere von Heuschnupfen, aber auch von Juckreiz oder Nesselsucht und anderen allergischen Hautreaktionen.
In Form von Dragees, Tropfen oder Tabletten sind erhältlich:

▶ *Antihistaminika, die müde machen:* Clemastin, Dimetinden, Diphenhydramin, Doxylamin, Pheniramin.

▶ *Antihistaminika mit kaum oder weniger ermüdender Wirkung:* Astemizol, Loratadin, Terfenadin, Tritoqualin.

▶ *Als Spray für die Nase sind erhältlich:* Cromoglicinsäure, Dimetindenmaleat, Naphazolin, Phenylephrin.

Wann zum Arzt?

Bei Verdacht auf eine Allergie sollten Sie einen Arzt konsultieren. Kommt es zu starken Beschwerden wie Nesselsucht oder Asthmaanfällen, sollten Sie sofort einen Arzt aufsuchen!

Altersbeschwerden

Häufigste Ursachen

Altern mit all seinen Symptomen ist keine Krankheit, sondern ein natürlicher biologischer Prozeß, der bereits im Alter von 30 Jahren einsetzt, sich wohl etwas bremsen, aber nicht aufhalten läßt. Als wichtigste physiologische Veränderung gilt die allmähliche Reduktion der Organe, die mit der Verringerung des Wassergehalts im Körper zusammenhängt. Folglich reduziert sich die Konzentration wichtiger wasserlöslicher Mineralstoffe wie Kalium und Magnesium. Da sich die Herzkranzgefäße im Alter zunehmend verengen, vermindert sich auch die Herzleistung, wodurch die Organe nicht mehr ausreichend durchblutet werden, was sich in einer spezifischen Organschwäche äußert. Besonders betroffen hiervon sind Nieren und Leber, die ihre Abbau- und Ausscheidungsfunktionen nicht mehr optimal erfüllen können, so daß ein Teil der Abbauprodukte im Organismus bleibt.

»Im Alter verengen sich die Herzkranzgefäße zunehmend, das wiederum vermindert die Herzleistung; dadurch werden die Organe nicht mehr ausreichend durchblutet, was sich in einer spezifischen Organschwäche äußert.«

Viele Forscher vertreten die Theorie, daß der Körper im Laufe der Zeit altert, weil er immer mehr schädliche Substanzen produziert, die als „freie Radikale" bezeichnet werden. Diese Radikale bilden sich bei Stoffwechselprozessen, sind äußerst aggressiv und zerstören Zellbestandteile. Sie gelten heute als Ursache vieler Erkrankungen, die vorwiegend im Alter auftreten. Da nicht alle Zellen wieder erneuert werden können, beispielsweise die in Muskeln, Gehirn oder Augenlinsen, ist die Wirkung der freien Radikalen dort am dramatischsten. Dies scheint zu erklären, warum der menschliche Körper im Alter schwächer wird und Denkfähigkeit sowie Sehkraft nachlassen.

Behandlung mit Hausmitteln

■ **Knoblauch.** Der regelmäßige Verzehr am besten von rohem Knoblauch von Jugend an kann vorzeitigen Alters-

»Knoblauch aktiviert die biochemischen Vorgänge, fördert die Verdauung, stärkt das Herz, reguliert den Stoffwechsel und entgiftet den Organismus.«

erscheinungen entgegenwirken und den Alterungsprozeß verzögern. Die Inhaltsstoffe des Knoblauchs, vor allem Vitamine, Mineralstoffe und Aminosäuren, gleichen Mängel aus. Auf diese Weise aktiviert der Knoblauch biochemische Vorgänge im Organismus, fördert die Verdauung, stärkt das Herz, reguliert den Stoffwechsel und entgiftet den Organismus. Einige seiner Inhaltsstoffe zerstören die freien Radikalen.

Anwendung: Essen Sie jeden Tag 3 Gramm Knoblauch – am besten roh!

Anwendung: Lassen Sie 15 frische Knoblauchzehen 2 Wochen lang in 1 Liter Apfelessig ziehen. Geben Sie davon 2 Teelöffel in 1 Glas Wasser, und trinken Sie dies täglich.

■ **Apfelessig**. Auch Apfelessig bzw. die darin enthaltenen Vitamine C und E sowie das Beta-Karotin wirkt antioxidativ, das heißt, er zerstört freie Radikale. Beta-Karotin stimuliert zudem das Immunsystem und stärkt die Abwehrkräfte.

Anwendung: Trinken Sie täglich 1 Glas Wasser mit 2 Teelöffeln Apfelessig.

■ **Zwiebel.** Wie mit Knoblauch, läßt sich auch durch regelmäßigen Verzehr von Zwiebeln altersbedingten Gefäßerkrankungen vorbeugen. Selbst wenn Sie bereits unter Beschwerden leiden, können Sie die ärztliche Therapie mit Zwiebel unterstützen.

Anwendung: Essen Sie täglich zur Vorbeugung ungefähr 50 Gramm rohe Zwiebeln, jedoch maximal 100 Gramm.

Eines der ältesten Arzneimittel gegen Altersbeschwerden ist der *Zwiebelsirup*. Sie können ihn nach verschiedenen Rezepten zubereiten.

Zubereitung: 1 mittelgroße Zwiebel zerkleinern und mit 2 Eßlöffeln Zucker und etwas Wasser langsam einkochen. Anschließend die Zwiebel auspressen. Sie können den Zucker auch durch 3 Eßlöffel Honig ersetzen.

Anwendung: Nehmen Sie über den Tag verteilt 5 Eßlöffel Zwiebelsirup zu sich.

<u>Zubereitung:</u> 1 mittelgroße Zwiebel in feine Scheiben schneiden, mit 3 bis 4 Eßlöffeln braunem Zucker vermischen und 12 Stunden ziehen lassen.
<u>Anwendung:</u> Den ausgetretenen Saft mehrmals täglich einnehmen.

Behandlung mit Medikamenten

Die Präparate zur Stärkung der Immunabwehr und Förderung der körperlichen Leistungskraft gerade in zunehmendem Alter sind zahlreich, ihre Wirkung ist jedoch nicht immer wissenschaftlich belegt. Viele der angebotenen Medikamente enthalten Vitamine, Spurenelemente und Mineralien in verschiedener Zusammensetzung. Darunter finden sich Substanzen, die der Organismus dringend benötigt, aber nicht selbst aufbauen kann. Ob Sie ein Mittel zur Stärkung einnehmen sollten, und gegebenenfalls welches, ist schwer zu beurteilen. Ihr Arzt wird dabei helfen, Ihr individuelles Defizit aufzuklären und dementsprechend den Körper zu unterstützen.

Wichtiger Hinweis

Grundsätzlich wird unser Körper bei ausreichender Bewegung und einer gesunden Mischkost mit allem versorgt, was für ihn nötig ist. Bei erhöhter körperlicher Leistung, während der Schwangerschaft und Stillzeit sowie bei ungesunder Lebensweise, z. B. durch übermäßigen Konsum von Alkohol, kann eine Substitution sinnvoll sein.

Altersherz

Typische Beschwerden

Das Altersherz äußert sich hauptsächlich durch nachlassende Leistung. Zwar kann man ein altes Herz nicht wieder verjüngen, doch kann man gegen die Beschwerden, die damit verbunden sind (Kurzatmigkeit, mangelnde körperliche Leistungsfähigkeit, Herzschmerzen, Herzenge, Bluthochdruck) etwas tun.

Behandlung mit Hausmitteln

»Gegen die Beschwerden, die mit einem alternden Herzen einhergehen, kann man wirksam etwas tun!«

■ **Galgantwurzel.** Die Galgantwurzel war schon Hildegard von Bingen als Mittel gegen leichte Herzbeschwerden mit Kurzatmigkeit bekannt. Sie können eine Kur mit der Galgantwurzel über einige Wochen, ja sogar Monate durchführen.

Zubereitung: Mischen Sie 6 Gramm Galgantwurzelpulver mit jeweils 12 Gramm Majoran- und Selleriesamenpulver, geben Sie 4 Gramm weißen Pfeffer hinzu, vermischen Sie alles mit 400 Gramm abgeschäumtem Honig, erwärmen Sie die Mischung im Wasserbad, und verrühren Sie alles zu einem Mus.

Anwendung: Für eine Kur nehmen Sie 4 bis 6 Wochen lang täglich dreimal 1/2 Teelöffel ein.

■ **Mariendistel-Arnika-Teemischung.**

Zubereitung: Gegen zu hohen Blutdruck mischen Sie jeweils 30 Gramm Mariendistelsamen, Ehrenpreiskraut und -samen mit jeweils 20 Gramm Arnikablüten, Johanniskraut und -blüten sowie Melissenkraut. Überbrühen Sie 2 gehäufte Eßlöffel der Mischung mit 1/2 Liter kochendem Wasser, lassen Sie den Tee 1/4 Stunde ziehen, und seihen Sie ihn dann ab.

Anwendung: Trinken Sie den gesamten Tee über den Tag verteilt für einen Zeitraum von mindestens 6 Wochen.

■ **Misteltee.** Die Mistel entlastet durch ihre blutdrucksenkende Wirkung das Herz. Verboten ist Mistel jedoch bei zu niedrigem Blutdruck.

Zubereitung: Übergießen Sie 1 gehäuften Teelöffel Mistel mit 1/4 Liter kaltem Wasser, lassen Sie den Tee 10 bis 12 Stunden lang ziehen, und seihen Sie den kalten Auszug ab.

Anwendung: Trinken Sie täglich langsam 2 Tassen des lauwarmen Misteltees.

Behandlung mit Medikamenten

▶ Erprobungen mit Meerzwiebeln, Maiglöckchen und Adonisröschen zur Stärkung der Herzmuskelkraft deuten auf eine Wirksamkeit der in diesen Pflanzen enthaltenen *Herzglykoside* wie Proscillaridin, Scillaren A, Convallatoxin und Adonitoxin sowie Cymarin hin.

▶ Als wirksam haben sich auch zahlreiche Präparate mit Weißdorn-Extrakten (Crategus) erwiesen. Sie erweitern die Herzkranzgefäße und besitzen wahrscheinlich auch antiarrhythmische Eigenschaften.

Appetitlosigkeit, Appetitmangel

Häufigste Ursachen

Einer Appetitlosigkeit können viele Ursachen zugrunde liegen. Die Palette reicht von schlecht zubereitetem oder einseitigem Essen bis hin zu schweren Erkrankungen, doch auch psychische Auslöser wie Streß, Depressionen, Überforderung oder seelische Probleme können vor allem bei Jugendlichen dazu führen. Deshalb muß bei Appetitlosigkeit unbedingt zuerst die Ursache identifiziert werden. Hierbei können Arzt, Heilpraktiker oder auch ein Psychologe wertvolle Hilfe leisten. Kann keine organische oder psychische Ursache gefunden werden, läßt sich der Appetit durch einige Hausmittel anregen.

»Bei Appetitlosigkeit müssen unbedingt die Ursachen geklärt werden. Fragen Sie Ihren Arzt, Heilpraktiker oder Psychotherapeuten.«

Behandlung mit Hausmitteln

■ **Ätherische Öle.** Geben Sie 1 Tropfen reines Teebaumöl auf einen Zuckerwürfel, und lassen Sie diesen kurz vor der Hauptmahlzeit langsam im Mund zergehen. Vor allem für Kinder eignet sich dieses Hausmittel hervorragend.

Hopfentee. Hopfentee enthält Bitterstoffe und regt den Appetit an.
Zubereitung: Übergießen Sie 2 gehäufte Teelöffel Hopfenzapfen mit 1/4 Liter lauwarmem Wasser, lassen Sie den Tee 5 Stunden ziehen, und seihen Sie ihn dann ab.
Anwendung: Trinken Sie zweimal täglich 1 Tasse des ungesüßten Tees vor den Mahlzeiten.

Ernährung. Bereichern Sie Ihren Speiseplan durch appetitanregende Gemüsesorten wie Ampfer, Sellerie, Paprika, Knoblauch, Fenchel, Tomaten, Rettich, Lauch, Möhren und Zwiebeln. Koriander, Kresse, Meerrettich, Nelken und Petersilie fördern die Sekretion der Verdauungssäfte und regen somit auch den Appetit an.

Wichtiger Hinweis Frei im Handel gibt es Präparate aus Löwenzahnwurzel und Tausendgüldenkraut zur Anregung des Appetits, ferner verschiedene Kräutermischungen.

Arterienverkalkung (Arteriosklerose)

Unsere Arterien transportieren das frische, sauerstoffreiche Blut vom Herzen in den gesamten Organismus. Gesunde Arterien sind elastisch sowie muskulös und können sich deshalb den unterschiedlichen Blutdrucksituationen sehr gut anpassen. Unter ungünstigen Umständen und bei geschädigten Arterienwänden können sich Fettstoffe, beispielsweise Cholesterin, an der Gefäßinnenwand ablagern. Kommen dann noch andere Stoffe hinzu, bilden sich erhebliche Ablagerungen, durch die sich das Gefäß verengt. Man spricht dann von einer Arteriosklerose oder Arterienverkalkung. In der Folge treten Durchblutungsstörungen auf. Außerdem können solche Gefäße durch ein Blutgerinnsel leicht verschlossen werden, und der Blutfluß stockt. Jüngste Untersuchungen haben aufgezeigt, daß Durchblutungsstörungen nicht erst im Alter auftreten, sondern immer mehr junge Leute von diesen Erkrankungen betroffen sind.

Typische Beschwerden

Je nach Lokalisation der Arterienverkalkung können folgende Beschwerden auftreten:

- Durchblutungsstörungen der Beine oder Arme führen zur sogenannten Schaufensterkrankheit (Schmerzen in den Beinen zunächst nur beim Gehen, später auch in Ruhe) oder zum Raucherbein.
- Sind die Herzkranzgefäße verengt, kann Angina pectoris folgen. Ist ein Herzkranzgefäß überhaupt nicht mehr durchlässig, kommt es zum Herzinfarkt.
- Durchblutungsstörungen im Gehirn führen zu Gedächtnisstörungen, Schwindel, Verwirrtheit. Je nachdem, welche Hirnregion betroffen ist, kann es zu Gefühllosigkeit in Armen oder Beinen und Sehstörungen kommen. Platzt ein Hirngefäß oder ist es total verschlossen, kann ein Schlaganfall auftreten.

»Durchblutungstörungen treten häufig nicht erst im Alter auf, immer mehr junge Leute sind davon betroffen.«

Häufigste Ursachen

Zu den Risikofaktoren, welche die Entstehung einer Arteriosklerose fördern, gehören:

- zu hoher Cholesterinspiegel oder Blutdruck,
- Übergewicht,
- Rauchen,
- Streß,
- Diabetes.

Vorbeugen läßt sich der Arteriosklerose am besten durch eine gesunde Lebensweise und folglich durch Abwendung der Risikofaktoren.

Wichtiger Hinweis

Treiben Sie regelmäßig Sport. Lassen Sie regelmäßig Blutdruck und Cholesterinspiegel kontrollieren. Achten Sie auf eine cholesterinarme Ernährung. Rauchen Sie nicht, trinken Sie wenig Alkohol.

Behandlung mit Hausmitteln

■ **Bärlauch.** Bärlauch enthält bemerkenswert viel Vitamin C, außerdem Lauchöl, Flavonoide sowie Enzyme und Fructosane. Diese Substanzkombination macht ihn ebenso wie den Knoblauch (siehe unten) äußerst effektiv. Wie dieser beeinflußt auch Bärlauch positiv den Cholesterinspiegel. Durch zu hohe Cholesterinwerte verursachte Ablagerungen in den Arterien können durch die regelmäßige Einnahme von Bärlauch vermindert und verhindert werden. Somit eignet sich Bärlauch als schmackhaftes Würzmittel von Salaten und Suppen, um der Arteriosklerose vorzubeugen.

Die gefäßerweiternden Eigenschaften des Bärlauchs führen zu einer Verringerung des Blutdrucks. Ist dieser nur grenzwertig erhöht, können Sie jederzeit Gegenmaßnahmen mit Bärlauch versuchen. Bei Werten, die über den Normalbereich hinausgehen, müssen Sie selbstverständlich Ihren Arzt aufsuchen.

■ **Knoblauch.** Es ist wissenschaftlich gesichert, daß Knoblauch die Blutgefäße erweitert und die Fließeigenschaften des Blutes verbessert. Damit werden die Durchblutung gefördert und der Blutdruck gesenkt. Knoblauch beeinflußt die Blutfettspiegel positiv und verhindert, daß sich Cholesterin an den Gefäßwänden ablagert. Auf diese Weise wird das Risiko, daß sich eine Arteriosklerose entwickelt, drastisch reduziert.

Wie die meisten pflanzlichen Naturheilmittel, so muß man auch Knoblauch über längere Zeit einnehmen, um in den Genuß seiner vielfältigen Wirkungen zu kommen.
Anwendung: Essen Sie täglich etwa 3 Gramm frischen Knoblauch, was 3 kleinen Knoblauchzehen entspricht.

Fertigen *Knoblauchsaft* können Sie im Reformhaus kaufen, aber auch ganz einfach selbst herstellen.
Zubereitung: 5 Knoblauchzehen schälen, mit der Knoblauchpresse zerdrücken oder sehr fein hacken, mit 5 Teelöffeln Honig vermischen, 250 ml lauwarmes Wasser hinzugeben, alles 10 Minuten ziehen lassen und den Saft durch ein Tuch oder ein sehr feines Sieb abgießen.
Anwendung: Trinken Sie jeden Tag 1 Glas Knoblauchsaft.

■ **Ernährung.** Ernähren Sie sich cholesterin- und fettarm. Essen Sie viel Meeresfisch. Auf Ihrem Speiseplan sollten jeden Tag Gemüse und Obst stehen.

Behandlung mit Medikamenten

▶ *Knoblauchpräparate* senken die Cholesterinwerte und vermindern die Thrombozytenaggregation.

▶ Höhere Dosierungen von *Lachsöl* mit seinen sogenannten Omega-3-Fettsäuren senken erhöhte Triglyceridwerte und verlängern möglicherweise die Gerinnungszeit des Blutes. Eine günstige Beeinflussung der Arterienverkalkung konnte jedoch bisher nicht wissenschaftlich belegt werden.

▶ *Sitosterin* ist eine dem Cholesterin chemisch verwandte Substanz. Durch ihre Einnahme wird weniger Cholesterin aus dem Verdauungstrakt aufgenommen, aber vermehrt Cholesterin mit dem Stuhl ausgeschieden und somit der Cholesterinspiegel des Blutes leicht gesenkt.

Wann zum Arzt?

Wenn Sie den Verdacht haben, daß Sie unter Durchblutungsstörungen leiden, sollten Sie unverzüglich einen Arzt aufsuchen!

Gut zu wissen

Mischen Sie im Frühjahr Bärlauch statt Knoblauch in Ihre Salate. Sie sorgen damit nicht nur für Abwechslung, sondern essen sich gleichzeitig gesund. Bärlauch finden Sie bei einem Waldspaziergang.

Arthritis
→ Gelenkentzündung

Arthrose → Degenerative Gelenkerkrankung

Asthma

Typische Beschwerden

Bei Asthma handelt es sich um plötzlich auftretende und meist vorübergehende Atemnotattacken. Durch krampfartiges Zusammenziehen der Bronchialmuskulatur, durch Anschwellen der Bronchialwand und durch eine vermehrte Schleimproduktion werden die Atemwege eingeengt. Meist beginnt ein Asthmaanfall mit beschleunigter Atmung und wird oft von Husten und hörbarem Pfeifen beim Atmen begleitet. Der Betroffene verspürt ein Gefühl der Enge auf und in der Brust. Weitere Symptome sind starke Schweißausbrüche und Husten mit Auswurf. Da der Betroffene das Gefühl hat, keine Luft mehr zu bekommen, sind Angstzustände nicht selten.

Achtung!

Jeder Asthmapatient muß vom Arzt behandelt werden!

Häufigste Ursachen

Zu den häufigsten Auslösern eines Asthmaanfalls gehören:

- virale Infekte der Atemwege (Grippe, Erkältung),
- Allergien,
- Streß, Erregung,
- körperliche Belastung,
- Änderung von Temperatur oder Luftdruck,
- Rauchen, Luftverschmutzung.

Behandlung mit Hausmitteln

■ **Ätherische Öle.** Neben der Behandlung durch den Arzt können ätherische Öle die Anfallshäufigkeit reduzieren und die Angstzustände lindern. Besonders geeignet sind hier vor allem Pfefferminz-, Kamillen- und Eukalyptusöl, denn das Aroma dieser Öle erweitert die Atemwege.

Anwendung: Inhalieren Sie bei einem drohenden Anfall eines dieser Öle.

■ **Isländisch-Moos-Tee.** Isländisch-Moos-Tee löst den Schleim, lindert den Reiz in den Atemwegen und wirkt antibiotisch.

Zubereitung: Kochen Sie 1 Teelöffel Isländisch Moos mit 1 Tasse Wasser auf, und lassen Sie den Tee 10 Minuten ziehen.

Anwendung: Trinken Sie 2 bis 3 Tassen pro Tag.

Achtung!

Jede Anwendung von Hausmitteln kann die unbedingt notwendige ärztliche Therapie nur unterstützen, nicht aber ersetzen.

Behandlung mit Medikamenten

Eine Asthmabehandlung gehört grundsätzlich in die Hände eines erfahrenen Therapeuten. Doktern Sie nicht selbst herum, die Erkrankung kann lebensbedrohlich werden.

Aufstoßen

Häufigste Ursachen

Eine unzulängliche Verdauung führt zu Magen- und Darmproblemen wie Sodbrennen, Blähungen, Verstopfung oder Durchfall. Verantwortlich dafür sind entweder das „Luftschlucken" während des Essens oder ein Überschuß von Magensäure.

Vorbeugende Maßnahmen

Vor allem gegen das „Luftschlucken" helfen ein ausgewogener Speiseplan und eine gewisse Eßdisziplin:

- Vermeiden Sie Hektik während des Essens.
- Nehmen Sie nicht große Nahrungsmengen auf einmal zu sich.
- Essen Sie nicht zu schnell.
- Reden Sie nicht während des Essens.
- Zerkauen Sie die Speisen gründlich, und speicheln Sie sie gut ein.
- Verzehren Sie nicht übermäßig säurehaltige Nahrungsmittel.

Wichtiger Hinweis Das magensäurebedingte Aufstoßen ist oft Folge einer Erkrankung im Magen-Darm-Bereich, die unbedingt von einem Arzt behandelt werden muß. Unterstützend hierzu sollten Sie Kamillen- oder Pfefferminztee trinken.

Behandlung mit Medikamenten

Den durch eine übermäßige Säureproduktion des Magens verursachten Symptomen kann man mit den sogenannten *Antazida* entgegenwirken: Aluminiumsalzen, Magnesiumsalzen, Kalziumkarbonat, wobei heute Aluminium- und Magnesiumsalze miteinander kombiniert werden. Die Kombination gilt als Mittel der ersten Wahl, da so die gegensätzlichen Wirkungen von Aluminium- bzw. Magnesiumsalzen auf das Stuhlverhalten kompensiert werden.

Augenreizung

Typische Beschwerden

Viele Menschen leiden häufig unter leichten Augenbeschwerden wie Brennen, Tränen oder Fremdkörpergefühl.

Verantwortlich hierfür ist meist ein zu trockenes Auge, verursacht durch eine gestörte Produktion der Tränenflüssigkeit. Diese dient der Reinigung und Feuchthaltung von Binde- und Hornhaut und enthält überdies antibakteriell wirkende Substanzen. Der Tränenfilm besteht aus drei Schichten: der Fettschicht, der eigentlichen Tränenflüssigkeit und einer Schleimschicht. Durch die Bewegung des Augenlids wird dieser Tränenfilm über das Auge verteilt und fließt über den Tränenkanal ab. Wird zu wenig Tränenflüssigkeit produziert oder verändert sich die Zusammensetzung des Tränenfilms, führt das zum trockenen Auge.

Häufigste Ursachen

Die häufigsten Ursachen für eine gestörte Produktion der Tränenflüssigkeit und damit für ein trockenes Auge sind:

- Umweltstoffe (Rauch, Ozon),
- trockene Luft,
- Bildschirmarbeit,
- bestimmte Medikamente (z.B. Beta-Blocker, Diuretika, Antibabypille)
- regelmäßige Anwendung von Augentropfen, die Konservierungsstoffe enthalten,
- Verletzungen oder Narben des Auges,
- Vitamin-A-Mangel,
- höheres Alter.

Gut zu wissen

Wenn Sie viel am Bildschirm arbeiten, sollten Sie etwa jede Stunde eine Pause von 5 Minuten einlegen. Lesen Sie dabei aber nicht! Blinzeln Sie öfter ganz bewußt.

Behandlung mit Hausmitteln

■ **Fenchel, Kamille.** Machen Sie Augenbäder mit Fenchel- oder Kamillentee. Wiederholen Sie diese Bäder drei- bis viermal innerhalb von 15 Minuten.

■ **Kartoffel.** Bei geschwollenen Augenlidern, z.B. nach langem Weinen, helfen Kartoffeln.

Zubereitung: Schälen Sie 2 bis 3 rohe Kartoffeln, und reiben Sie diese zu einem feinen Brei.

<u>Anwendung:</u> Streichen Sie den möglichst kühlen Kartoffelbrei auf einen Lappen oder eine Mullbinde, und decken Sie das geschwollene Lid mit dem Brei ab. Entfernen Sie den Brei nach 2 bis 3 Minuten. Wiederholen Sie dies so lange mit immer wieder frischem Brei, bis die Schwellung zurückgegangen ist.

Behandlung mit Medikamenten

Zur Behandlung trockener Augen steht eine ganze Reihe von frei erhältlichen Präparaten zur Verfügung. Sollten Sie nach spätestens 8 Tagen mit Ihrer Eigenbehandlung keinen Erfolg haben, suchen Sie den Augenarzt auf. Viele der Präparate verengen die Blutgefäße oder enthalten Konservierungsstoffe, so daß sie nur für eine Kurzzeitanwendung geeignet sind. Oftmals ist die selbst gestellte Diagnose nicht richtig, oder die eigentlich zugrunde liegende Augenerkrankung wird durch die Selbstmedikation überdeckt (Beispiel: gerötete Augen morgens durch erhöhten Augeninnendruck).

Wichtiger Hinweis Wenn Sie starke und/oder langer anhaltende Beschwerden haben, sollten Sie unbedingt einen Arzt aufsuchen!

Bandscheibenprobleme

Typische Beschwerden

Zwischen den Rückenwirbeln befinden sich elastische Puffer, die sogenannten Bandscheiben. Sie dämpfen das Aufeinanderstoßen der Wirbel und verhindern deren Scheuern während der Bewegungen. Die Bandscheiben können sich mit der Zeit verformen, sie werden porös. Die Folge ist, daß sie gegen einen Nerv oder eine Sehne drücken. Die dadurch verursachten Schmerzen reichen von einem leichten Ziehen bis zum schweren stechenden Schmerz, der jede auch nur geringste Bewegung zur Qual macht.

Vorbeugende Maßnahmen

Bandscheiben unterliegen wie unser ganzer Körper einem Alterungsprozeß und weisen im Laufe der Jahre Verschleißerscheinungen auf. Übergewicht belastet die Bandscheiben enorm und führt daher zu einem vorzeitigen sowie deutlich schnelleren Verschleiß. Sollten Sie also Übergewicht haben, so versuchen Sie die überflüssigen Pfunde wieder loszuwerden. Auch falsches Heben kann zu Bandscheibenbeschwerden führen. Bücken Sie sich deshalb, bevor Sie schwere Lasten aufheben. Wichtig ist auch, daß Sie sich viel bewegen. Zügiges Spazierengehen auf weichem Boden oder Schwimmen sind hier zu empfehlen.

Behandlung mit Hausmitteln

Großmutters Rezept: Apfelessig

Schmerzlindernd bei Rückenschmerzen wirkt die Kombination von Apfelessig mit Honig und Knoblauch: Je 1 Eßlöffel Apfelessig und Honig in 250 ml Wasser geben und den Saft von 1 ausgepreßten Knoblauchzehe hinzufügen. Diese Mischung trinken Sie einmal pro Tag.

■ **Moorbäder.** Durch Moorbäder werden Nerven- und Bandscheibenschmerzen rasch gelindert. Sprechen Sie mit Ihrem Arzt und Ihrer Krankenkasse über die Möglichkeit einer Moorkur.

■ **Ätherische Öle.** Entspannend und schmerzlindernd wirken auch die ätherischen Öle von Rosmarin, Kamille oder Lavendel.

Anwendung: Geben Sie einige Tropfen von einem dieser Öle in das Badewasser.

Anwendung: Sie können auch 2 Tropfen des Öls in 2 1/2 Teelöffel Mandel- oder Sojaöl geben und damit den betroffenen Bereich massieren.

■ **Weidenrinde.** Zur Schmerzlinderung sollten Sie Weidenrindentee trinken.

Zubereitung: Übergießen Sie 1 Teelöffel getrocknete Weidenrinde mit 1 Tasse kochendem Wasser.

Anwendung: Trinken Sie 1 Tasse täglich.

Wichtiger Hinweis

Eine medikamentöse Selbstbehandlung bei Bandscheibenbeschwerden ist nicht möglich. Frei im Handel erhältliche Schmerzmittel lindern allerdings die Schmerzen.

Bauchschmerzen

Nahezu jeder von uns wird gelegentlich von Bauchschmerzen geplagt. Die Ursachen hierfür sind mannigfaltig und reichen von falscher oder übermäßiger Nahrungsaufnahme über Entzündungen und Koliken bis zur Lebensmittelvergiftung. Da man bei Auftreten der Schmerzen die genaue Ursache meist noch nicht kennt, gilt es bei starken und/oder chronischen Schmerzen unbedingt einen Arzt aufzusuchen. Nur er kann den wahren Grund abklären und die richtige Therapie auswählen.

Behandlung mit Hausmitteln

■ **Kamille, Pfefferminz.** Leichtere Beschwerden werden meist durch zu üppiges oder leicht verdorbenes Essen verursacht. Bereiten Sie sich eine Mischung aus Pfefferminz- und Kamillentee zu.

Zubereitung: Übergießen Sie jeweils 1 Teelöffel Kamillenblüten und Pfefferminzblätter mit 250 ml kochendem Wasser, lassen Sie den Tee bei geschlossenem Deckel

10 bis 15 Minuten lang ziehen, und seihen Sie ihn anschließend ab.
Anwendung: Trinken Sie den Tee bei Bedarf warm und vor allem ungesüßt.

■ **Ätherische Öle.** Oft werden Bauchschmerzen durch Angst oder Streß ausgelöst. Sollte Ihr Arzt also keine organische Ursache finden, überdenken Sie einmal, ob Sie in der letzten Zeit starken Streß hatten. Hier helfen Bauchmassagen mit ätherischen Ölen.

Schnelle Hilfe erfahren Sie, wenn Sie 1 bis 2 Tropfen Basilikumöl auf ein Taschentuch geben.
Anwendung: Schnuppern Sie immer wieder daran, wenn die Schmerzen kommen.

Eine Wohltat für den Bauch bringt die schmerzlindernde, entspannende und stärkende *Mischung* aus verschiedenen ätherischen Ölen.
Zubereitung: Vermischen Sie 50 ml Mandel- oder Johanniskrautöl (Trägeröl), 2 Tropfen Zedernöl, 2 Tropfen Basilikumöl, 4 Tropfen Lavendelöl, 4 Tropfen Petit-grain-Öl und 6 Tropfen Bergamotte-Öl miteinander. Füllen Sie die Mischung in ein braunes Lichtschutzfläschchen, in dem Sie sie 2 Tage aufheben können.
Anwendung: Führen Sie mit dieser Ölmischung eine sanfte Bauchmassage durch. Massieren Sie sie dazu im Uhrzeigersinn in den Bauch ein.

»Bauchschmerzen werden häufig durch Angst oder Streß ausgelöst. Ihr Arzt sollte dennoch untersuchen, ob organische Ursachen vorliegen könnten.«

Behandlung mit Medikamenten

Bei nervösem Magen und bei Reizmagen eignen sich Antazida, wie sie bereits unter „Aufstoßen“ (siehe Seite 31) beschrieben worden sind. Zusätzlich verschaffen folgende Substanzen Linderung:

- *Butinoldihydrogenphosphat* wirkt krampflösend auf die Muskulatur von Magen und Darm;
- *Dimeticon* läßt die feinen schaumigen Luftblasen in Magen und Darm zerfallen, die für Völlegefühle und Bauchdrücken verantwortlich sind.

Bindehautentzündung

Häufigste Ursachen

Mit Bindehautentzündung bezeichnet man eine Rötung des Augapfels, verbunden mit Brennen, Juckreiz oder Fremdkörpergefühl. Die Augen sind beim Aufwachen verklebt. Man ist sehr lichtempfindlich.

Die häufigsten Ursachen einer Bindehautentzündung sind:

- bei nicht-infektiöser Bindehautentzündung unterschiedliche Reizungen wie Rauch, Staub, Chlor, Wind, Kälte, UV-Strahlung, trockenes Auge, Kontaktlinsen,
- bei infektiöser Bindehautentzündung Bakterien oder Viren (z. B. Herpesviren),
- bei allergischer Bindehautentzündung Pollen.

Vorbeugende Maßnahmen

Sie dürfen auf keinen Fall an den Augen reiben, das würde die Beschwerden nur verstärken. Bei infektiöser Bindehautentzündung könnte man zudem durch Reiben das gesunde Auge infizieren. Schützen Sie die Augen mit einer Brille (Sonnenbrille, Chlorbrille etc.) vor Reizungen. Überlasten Sie Ihre Augen nicht. Sorgen Sie z. B. bei Computerarbeit für eine optimale Beleuchtung, und legen Sie öfter eine Pause ein. Sind Sie Allergiker, sollten Sie nur allergenfreie Augenkosmetik verwenden.

»Bei einer akuten Bindehautentzündung sollten Sie unbedingt Ihre Augen mit einer Brille (Sonnenbrille, Chlorbrille) schützen.«

Behandlung mit Hausmitteln

■ **Augentrost.** Probieren Sie ein Augenbad aus Augentrost.

Zubereitung: Geben Sie 1 Teelöffel getrockneten Augentrost in 300 ml kochendes Wasser. Lassen Sie das Ganze 15 Minuten sieden und dann abkühlen.

Anwendung: Legen Sie ein in dem Sud getränktes sauberes Tuch auf das betroffene Auge auf. Wiederholen Sie dies 3- bis 4mal täglich.

■ **Rosenhydrolat.** Sie können bei einer Bindehautentzündung auch mit Rosenhydrolat getränkte erfrischende Kompressen einsetzen.

Anwendung: Tränken Sie ein Wattepad mit Rosenhydrolat, und legen Sie es auf das betroffene Augen. Nehmen Sie die Kompresse ab, wenn sie nicht mehr kühlt. Legen Sie bei Bedarf eine weitere Kompresse auf.

Gut zu wissen

Statt Augentrost können Sie auch Kamillenblüten (2 bis 3 Teelöffel) verwenden.

Behandlung mit Medikamenten

▶ *Antazoline* sind wirksam bei allergisch bedingter Bindehautentzündung.

▶ *Bibrocathol* ist eine Wismut enthaltende Substanz; sie wirkt desinfizierend und entzündunghemmend. Bibrocathol eignet sich bei unspezifischen Bindehaut- und Lidrandentzündungen o. ä.

▶ *Cromoglicinsäure* eignet sich als Antihistaminikum bei allergisch bedingter Bindehautentzündung.

▶ *α-Sympathomimetika* (Phenylephrin, Tetryzolin, Naphazolin, Tramazolin, Oxymetazolin) verengen die kleinsten Blutgefäße der Schleimhäute und führen so zu einer Abschwellung bei nicht-bakteriell hervorgerufenen Augenentzündungen.

▶ *Zinkverbindungen* wirken desinfizierend und verengen die Gefäße der Schleimhäute. Bei unspezifischen Bindehautentzündungen und Lidrandentzündungen sind sie hilfreich.

Wichtiger Hinweis

Gehen Sie unbedingt zum Arzt, wenn die Augen schmerzen, stark tränen, eitern oder andere heftige Beschwerden auftreten. Falls die Beschwerden nicht innerhalb von zwei Tagen verschwunden sind, sollten Sie ebenso unbedingt einen Arzt aufsuchen.

Blähungen (Meteorismus, Flatulenz)

»Blähungen entstehen durch während des Essens verschluckte Luft oder durch Gase, die sich im Dickdarm während des Verdauungsprozesses bilden.«

Typische Beschwerden

Blähungen entstehen durch während des Essens verschluckte Luft oder durch Gase, die sich im Dickdarm während des Verdauungsprozesses bilden. Sie müssen ihren Weg nach draußen finden, was völlig normal und auch nicht bedenklich ist. Manchmal können Blähungen aber zur Qual werden und zu extremem Unwohlsein führen. Meist fühlt sich dann der Bauch hart an. Oft treten auch krampfartige, kolikartige Schmerzen auf.

Häufigste Ursachen

Die häufigsten Ursachen für Blähungen sind:

- blähende Speisen wie Kohl, Hülsenfrüchte, frisches Brot, Zwiebeln oder kohlensäurehaltige Getränke,
- zu reichliches, zu fettes und zu süßes Essen,
- übermäßiger Alkohol-, Nikotin- und Kaffeegenuß,
- eine Ernährungsumstellung, beispielsweise auf Vollwertkost,
- Streß, Angst,
- Magenerkrankungen,
- Verdauungsstörungen,
- eine aus dem Gleichgewicht geratene Darmflora.

Vorbeugende Maßnahmen

In der Regel lassen sich Blähungen auch ohne Arztbesuch lindern. Dazu sollte man einige Regeln beachten:

- Kauen Sie Ihr Essen langsam.
- Sitzen Sie während der Mahlzeiten aufrecht.
- Meiden Sie alle Lebensmittel, die Blähungen auslösen können (siehe oben).

▶ Bewegen Sie sich nach dem Essen. Machen Sie einen Spaziergang.

Behandlung mit Hausmitteln

Lassen Sie sich bei Blähungen ein warmes Bad einlaufen. Legen Sie sich in die Badewanne, und massieren Sie dabei Ihren Bauch mit sanft kreisenden Bewegungen.

Großmutters Hausrezept: ein warmes Bad

■ **Wärmflasche.** Legen Sie bei Blähungen eine Wärmflasche auf den Bauch.

■ **Apfelessig.** Mit seiner antibakteriellen Wirkung tötet Apfelessig die Fäulnisbakterien im Darm.

Anwendung: Trinken Sie 1 Glas lauwarmes Wasser mit 1 Teelöffel Apfelessig vor jeder Mahlzeit. Sie können dieses Getränk mit ätherischen Ölen (Anis, Melisse, Kümmel oder Fenchel) kombinieren.

Anwendung: Legen Sie feucht-warme Apfelessigwickel (Essig und Wasser im Verhältnis 1:1 mischen) auf den Unterleib. Entfernen Sie den Wickel nach rund 30 Minuten. Sollten die Blähungen andauern, können Sie nach einiger Zeit nochmals einen Wickel machen.

■ **Ätherische Öle.**

Zubereitung: Stellen Sie sich eine Mischung aus 30 ml Johanniskrautöl, 2 Tropfen Fenchelöl süß, 2 Tropfen Estragonöl, 2 Tropfen Korianderöl und 2 Tropfen Kreuzkümmelöl her.

Anwendung: Führen Sie bei Bedarf mit dieser Mischung eine sanfte Bauchmassage durch.

■ **Koriander, Kardamom.** Beide Pflanzen lindern als Tee Ihre Blähungsbeschwerden. Wichtig ist, daß Sie die Früchte vor dem Überbrühen in einem Mörser anstoßen, damit sie ihre wertvollen Inhaltsstoffe abgeben können. Am besten kombinieren Sie Koriander und Kardamom mit Fenchel und Kümmel.

Zubereitung: Zerstoßen Sie jeweils 1/2 Teelöffel der Früchte, und übergießen Sie die Mischung mit 1 Tasse heißem Wasser. Dann 10 Minuten ziehen lassen und den Tee durch ein Sieb abgießen. Bei Bedarf den Tee warm trinken.

■ **Joghurt, Kefir.** Mit Milchsäurebakterien, die u.a. in Joghurt oder Kefir enthalten sind, bringen Sie Ihre Darmflora wieder ins Gleichgewicht.

Anwendung: Essen Sie täglich 1 Becher Joghurt oder Kefir.

Blasen

»Einer Blasenbildung kann man durch geeignetes Schuhwerk vorbeugen. Tragen Sie niemals zu enge Schuhe, und kaufen Sie nur solche, die aus hautfreundlichen und atmungsaktiven Materialien hergestellt sind.«

Häufigste Ursachen

Blasen sind flüssigkeitsgefüllte Hohlräume oberhalb des Hautniveaus und treten einzeln oder in Gruppen auf. Sie können sich durch Hautreizungen bilden. So sind neue oder schlecht sitzende Schuhe eine der häufigsten Ursachen für Kontaktblasen an den Füßen. Ungewohnte Arbeit mit Werkzeugen können zu Blasen an der Handfläche führen. Aber auch Verbrennungen, Sonnenbrand und Insektenstiche können Blasen auslösen. Außerdem können diese Symptom einer Krankheit (z.B. Herpesinfektion) oder einer allergischen Reaktion auf Medikamente (z.B. Penicillin) sein.

Vorbeugende Maßnahmen

Damit sich erst überhaupt keine Blasen bilden, sollten Sie bei ungewohnten handwerklichen Arbeiten oder Sport keinen Schmuck (Ringe) tragen oder Arbeits- bzw. Sporthandschuhe verwenden. Tragen Sie geeignetes Schuhwerk, d.h. die Schuhe dürfen nicht zu eng und sollten aus hautfreundlichen, atmungsaktiven Materialien hergestellt sein.

Behandlung mit Hausmitteln

Ein gutes Mittel gegen Blasen und Schwielen ist Hirschtalg. Waschen Sie die betroffenen Stellen, und trocknen Sie sie gut ab. Dann tragen Sie Hirschtalg auf und lassen diesen einige Minuten wirken.

Großmutters Hausrezept: Hirschtalg

■ **Aloe vera.** Aloe vera läßt sich überall dort hilfreich einsetzen, wo die Haut in Mitleidenschaft geraten ist, z. B. zur Behandlung von Narben und Akne, bei Sonnenbrand oder Wunden sowie Abszessen. Es macht die Haut weicher sowie geschmeidiger und wirkt Infektionen entgegen. Der entzündliche Prozeß heilt schneller ab, die Haut regeneriert sich und wird wieder frisch sowie glatt.

Nach Verbrennungen und Blasenbildung der Haut durch die Sonne eignen sich kosmetische Aloe-vera-Cremes oder -Gele. Der Sonnenbrand heilt ab, die Haut regeneriert sich schneller.

Anwendung: Tragen Sie Creme oder Gel auf die Blasen auf.

■ **Ätherische Öle.** Geöffnete Blasen können Sie mit Kamillenöl desinfizieren.

Anwendung: Geben Sie 2 Tropfen Kamillenöl in 1/2 Tasse Wasser. Tränken Sie eine Kompresse mit der Flüssigkeit, und legen Sie diese auf die Blase.

Auch Teebaumöl wirkt rasch, lindert den Schmerz und verhindert eine mögliche Infektion.

Anwendung: Tupfen Sie wenige Tropfen Teebaumöl direkt auf die Blasen.

Lavendelöl hilft ebenfalls, die mit Blasen verbundenen Beschwerden zu beseitigen.

Anwendung: Geben Sie 3 Tropfen Lavendelöl auf die Blase.

Behandlung mit Medikamenten

In der Apotheke gibt es spezielle Pflaster für Blasen.

Blasenentzündung (Zystitis)

» Die häufigsten Symptome einer Blasenentzündung sind Fieber, Schüttelfrost, Übelkeit, erbrechen sowie Nieren- und Rückenschmerzen. Eine sofortige ärztliche Behandlung ist erforderlich. «

Typische Beschwerden

Eine Blasenentzündung wird meist durch Bakterien verursacht. Vor allem Frauen sind von dieser Erkrankung häufig betroffen. Der Grund ist anatomisch bedingt: Da die Harnröhre der Frau deutlich kürzer ist als die des Mannes, können die Bakterien – meist sind es *Escherichia coli* aus dem Darm – in die Blase hochsteigen. Eine Blasenentzündung äußert sich durch

- Brennen und Schmerzen beim Wasserlassen,
- häufigen Harndrang,
- das Gefühl, als ob die Blase nach dem Wasserlassen immer noch nicht ganz leer wäre,
- strengen Uringeruch,
- gelegentlich Blut im Urin.

Im ungünstigsten Fall wandern die Erreger von der Blase durch die Harnleiter in die Niere und lösen dort eine Nierenbeckenentzündung aus. Diese ernsthafte Erkrankung ist meist mit Fieber, Schüttelfrost, Übelkeit, Erbrechen sowie Nieren- und Rückenschmerzen verbunden. Eine sofortige ärztliche Behandlung ist unbedingt notwendig.

Häufige Ursachen

Zu den häufigsten Ursachen einer Blasenentzündung gehören:

- falsche Analhygiene,
- eine Entzündung der Scheide (Vagina) oder Ausfluß,
- gestörte Vaginalflora.

Begünstigt wird eine Blaseninfektion durch Unterkühlung, beispielsweise durch einen nassen Badeanzug oder kalte Füße, durch Harnstau in der Blase aufgrund einer Prostatavergrößerung, eines Blasenkatheters, von Nierensteinen oder einer Schwangerschaft oder durch ein geschwächtes Abwehrsystem.

Vorbeugende Maßnahmen

Wichtig ist, Füße sowie Blasen-Nieren-Bereich stets warm und trocken zu halten. Wechseln Sie also unverzüglich nach dem Schwimmen Ihre Badekleidung. Dies gilt vor allem auch für Kinder und erst recht für Kleinkinder nach dem Planschen.

Damit bei Frauen keine Darmkeime in die Scheide eindringen können, sollten sie Toilettenpapier immer von vorne nach hinten benutzen. Das gilt auch für die Intimhygiene. Außerdem sollten sie zum Erhalt der intakten Vaginalflora keine aggressiven Seifen oder Intimsprays benutzen.

Trinken Sie stets ausreichend viel – mindestens 1,5 bis 2 Liter pro Tag. Am besten eignen sich Mineralwasser und Früchtetees.

Behandlung mit Hausmitteln

■ **Trinken.** Wie bei allen Infektionen, versucht der Organismus auch bei einer Blasenentzündung die Krankheitserreger schnell wieder auszuscheiden. Um diesen Selbstheilungsmechanismus anzukurbeln, reicht bei einer leichten Infektion eine Trinkkur – zusätzlich zur gewohnten Menge etwa 3 Liter Kräutertee oder Mineralwasser täglich – meist schon aus.

Wichtiger Hinweis

Bei Wassereinlagerungen im Gewebe, die durch eingeschränkte Herz- oder Nierenfunktion verursacht werden, dürfen solche Trinkkuren nur in Absprache mit dem Arzt durchgeführt werden.

■ **Apfelessig.** Apfelessig wirkt antibakteriell und hemmt Entzündungen im Nieren-Blasen-Bereich.
<u>Anwendung:</u> Trinken Sie zweimal täglich 1 Glas Wasser mit 2 Teelöffeln Apfelessig.

Anwendung: Legen Sie Wickel bzw. heiße Kräuterpackungen auf den Unterbauch. Hier eignet sich ein Breiumschlag mit Apfelessig und Heublumen und/oder Leinsamen.
Anwendung: Legen Sie Dampfkompressen mit Apfelessig auf den Unterbauch.

■ **Bärentraubenblätter.** Ein Tee aus Bärentraubenblättern wirkt desinfizierend und hemmt die Vermehrung der Bakterien im Urin.
Zubereitung: Setzen Sie 2 Teelöffel Blätter mit 1 Tasse kaltem Wasser an. Lassen Sie das Ganze 2 bis 3 Stunden ziehen, und gießen Sie es dann durch ein Sieb ab.
Anwendung: Trinken Sie 3 bis 5 Tassen des Tees täglich. Erhitzen Sie ihn kurz vor dem Trinken.

» **Mit Hilfe von Cranberry-Saft läßt sich die Häufigkeit von Harnwegsinfektionen deutlich reduzieren.** «

■ **Cranberry.** Einer Blasenentzündung läßt sich möglicherweise dadurch vorbeugen, daß Frauen öfter Cranberry-Saft in ihren Speiseplan aufnehmen. 1994 wurden die Ergebnisse einer ersten medizinischen Studie mit ihm veröffentlicht: Insgesamt 154 ältere Frauen hatten 6 Monate lang täglich 300 ml Cranberry-Saft oder ein vergleichbar schmeckendes Getränk ohne Cranberry erhalten. Der Cranberry-Saft reduzierte die Häufigkeit von Harnwegsinfektionen dramatisch.
Anwendung: Für eine optimale Wirksamkeit muß man täglich ungefähr 400 ml Cranberry-Saft oder -Nektar trinken.

■ **Goldrute.** Diese Pflanze hilft vor allem bei leichten Blasenentzündungen. Sie regt die Tätigkeit der Nieren an, löst Krämpfe des Blasenschließmuskels und lindert dadurch die typischen Schmerzen beim Wasserlassen.
Zubereitung: Setzen Sie 2 Teelöffel zerkleinerte Pflanzenteile mit 1 Tasse kaltem Wasser an. Kochen Sie alles kurz auf, und gießen Sie nach 10 Minuten den Tee durch ein Sieb ab.
Anwendung: Trinken Sie täglich 3 bis 5 Tassen des Tees.

■ **Preiselbeersaft.** Preiselbeersaft bekämpft solche Bakterien, die Blaseninfektionen verursachen.
Anwendung: Trinken Sie bis zu 1/2 Liter täglich.

■ **Quecken.** Auch mit Quecken können Sie eine Blasenentzündung angehen.
<u>Zubereitung:</u> Übergießen Sie 2 Teelöffel der getrockneten Pflanzen mit 1 Tasse kochendem Wasser. Lassen Sie den Tee 10 Minuten ziehen, und seihen Sie ihn dann ab.
<u>Anwendung:</u> Trinken Sie 2 bis 3 Tassen täglich.

Großmutters Hausrezept: warmhalten

Auch wenn man es nicht glauben mag, aber die Empfehlungen unserer Großmütter, nicht auf kaltem Untergrund zu sitzen, Unterhemden und im Winter zusätzlich auch warme Unterwäsche sowie Socken (bei Männern sowieso selbstverständlich) zu tragen, sind genau richtig!

Behandlung mit Medikamenten

Hierfür eignen sich pflanzliche Präparate, die Sie in der Apotheke als Tee erhalten: Bärentraubenblätter, Birkenblätter, Goldrutenkraut, Hauhechelwurzel, Liebstöckelwurzel, Orthosiphonblätter, Queckenwurzel und Schachtelhalm.

Wann zum Arzt?

Sollte sich eine Blasenentzündung nicht innerhalb von 24 Stunden trotz Selbstbehandlung zurückbilden, und sollten sogar Fieber oder Rückenschmerzen hinzukommen oder Blut im Urin sein, müssen Sie sofort einen Arzt aufsuchen.

Blaue Flecken, Bluterguß (Hämatom)

Von einem Bluterguß bzw. blauen Flecken spricht man, wenn unter der Haut aus einem Blutgefäß Blut ausgetreten ist. Man sieht sofort oder auch nach einigen Tagen einen blauen Fleck, der sich anfangs gelb und dann bräunlich verfärbt. Je nach Größe und Lage, beispielsweise im Schädel- oder Augenbereich, kann ein Bluterguß auch gefährlich werden.

Häufigste Ursachen

Die häufigsten Ursachen von Blutergüssen sind äußere Einwirkungen wie Quetschungen, Prellungen, Stöße und Stürze, aber auch Blutgerinnungsstörungen durch Erkrankungen oder die Einnahme bestimmter Medikamente können zu Blutergüssen führen.

Behandlung mit Hausmitteln

Großmutters Hausrezept: essigsaure Tonerde

Eines der wohl bekanntesten Hausmittel bei Prellungen und Zerrungen, das schon zu Zeiten unserer Großeltern geschätzt wurde, ist essigsaure Tonerde. Ein damit getränktes Leintuch, auf die betroffene Stelle gelegt, läßt den Bluterguß bereits nach wenigen Tagen verschwinden und lindert die akuten Schmerzen.

■ **Eispackung.** Die meisten Blutergüsse verschwinden nach einigen Tagen von selbst, doch können Sie den Abheilungsprozeß beschleunigen, wenn Sie sofort nach dem Stoß oder Sturz Eispackungen anwenden oder die betroffenen Körperteile unter kaltes Wasser halten. Behandeln Sie den Bluterguß 24 Stunden lang mit kaltfeuchten Umschlägen oder Eispackungen. Dadurch halten Sie den Bluterguß möglichst klein.

■ **Apfelessig.** Als Erste-Hilfe-Maßnahme hat sich auch Apfelessig bewährt. Kalt angewendet verhindert er, daß der Bluterguß zu groß wird, in der Wärmebehandlung läßt er anschließend die Schwellung abklingen.

Zubereitung: Für die Kältebehandlung bereiten Sie einen Meerettich-Essig-Wickel zu, indem Sie 1/4 Meerrettichwurzel raspeln, diese mit 3 Eßlöffeln Apfelessig vermi-

schen und anschließend auf einem Leintuch verstreichen.
Anwendung: Wickeln Sie das Leintuch um den betroffenen Körperbereich, und nehmen Sie es nach 5 Minuten wieder ab. Anschließend empfiehlt sich eine leichte Massage mit Apfelessigwasser (Mischverhältnis 1:1).
Anwendung: Für die Wärmebehandlung machen Sie am besten ein Dampfteilbad und Dampfkompressen.

■ **Ätherische Öle.** Zur Erstversorgung von Blutergüssen eignen sich auch die ätherischen Öle von Tea-Tree, Lavendel oder Pfefferminze.
Anwendung: Tröpfeln Sie einiege Tropfen des Öls unverdünnt auf die verletzte Stelle. Voraussetzung ist, daß keine offene Wunde vorliegt.
Anwendung: Machen Sie kalte Umschläge: Geben Sie 2 bis 3 Tropfen ätherisches Öl in 1 Liter kaltes Wasser. Tränken Sie ein Leintuch mit dieser Lösung, und legen Sie es auf die betroffene Körperregion. Wiederholen Sie dies so oft, bis die Beschwerden nachlassen. Auch hier gilt, daß keine offenen Wunden vorhanden sein dürfen.

»Bei Blutergüssen kann man zur Erstversorgung bestens die ätherischen Öle von Tea-Tree (Teebaum), Lavendel oder Pfefferminze verwenden.«

Behandlung mit Medikamenten

Gegen große Blutergüsse gibt es in der Apotheke Heparin-Salben.

Blutdruck, erhöhter

→ Erhöhter Blutdruck

Brechreiz → Erbrechen

Bronchialkatarrh (Bronchitis)

Typische Beschwerden

Eine Bronchitis entwickelt sich, wenn die Atemwege zwischen Luftröhre und Lunge entzündet sind. Man unterscheidet zwei verschiedene Typen: die akute und die chronische Bronchitis. Die akute Bronchitis ist meist weniger schlimm und sollte nach spätestens 14 Tagen verschwunden sein. Die chronische Bronchitis ist ernster und kann monatelang andauern.

»Eine akute Bronchitis ist meist weniger schlimm; sie ist zumeist nach 14 Tagen abgeklungen. Ernster ist eine chronische Bronchitis, die sich häufig über mehrere Monate hinziehen kann.«

Die Symptome einer akuten Bronchitis sind trockener Husten, weißlicher, gelber oder grüner Auswurf, Fieber, Engegefühl in der Brust und Schmerzen beim tiefen Einatmen. Die chronische Bronchitis ist durch einen länger als drei Monate andauernden Husten und ebenfalls durch Auswurf gekennzeichnet.

Häufigste Ursachen

Die häufigsten Ursachen einer Bronchitis sind:

- virale Infektionen (akute Bronchitis),
- wiederholtes Auftreten einer akuten Bronchitis (chronische Bronchitis),
- Umweltverschmutzung, Staubexposition, Rauchen.

Behandlung mit Hausmitteln

■ **Apfelessig.** Bei einer Bronchitis hat sich Schleim in den Atemwegen festgesetzt und kann nicht mehr abgehustet werden. Da Apfelessig in Kombination mit Honig schleimlösend wirkt, ist er hier genau das richtige Naturheilmittel. Anwendung: Mischen Sie 4 Eßlöffel flüssigen Honig mit 5 Teelöffeln Apfelessig. Gut verrühren! Bei Hustenreiz schlucken Sie 1 Teelöffel des Sirups.

Anwendung: Trinken Sie außerdem pro Tag noch 3 Gläser des folgenden Getränks: in 1 Glas lauwarmes Wasser jeweils 2 Teelöffel Apfelessig und flüssigen Honig geben.

■ **Ätherische Öle.** Sie können sich das Atmen erleichtern, wenn Sie die Dämpfe von Eukalyptus-, Lavendel-, Rosmarin- oder Ysopöl inhalieren.

Anwendung: Geben Sie ein paar Tropfen des jeweiligen Öls in eine Schale mit kochendem Wasser, und inhalieren Sie den Dampf einige Minuten.

Anwendung: Geben Sie ein paar Tropfen des jeweiligen Öls auf ein Taschentuch, und inhalieren Sie.

Achtung!

Verwenden Sie kein Ysopöl während der Schwangerschaft.

■ **Huflattich.** Der Huflattich kann verengte Atemwege wieder erweitern.

Zubereitung: Geben Sie 1 bis 2 Teelöffel des getrockneten Krauts für 10 Minuten in 1 Tasse kochendes Wasser; danach abseihen.

Anwendung: Trinken Sie den heißen Sud dreimal täglich.

■ **Knoblauch.** Bei leichten Formen der Bronchitis, unter denen vor allem Kinder und ältere Menschen leiden, hat sich Knoblauch als effektives Mittel bzw. Begleittherapeutikum bewährt. Er lindert die Entzündung der Atemwege, wirkt schleimlösend und erleichtert das Abhusten.

Anwendung: Nehmen Sie bei den ersten Anzeichen einer Bronchitis oder Erkältung frischen Knoblauch zu sich, z. B. den Saft von 5 Zehen.

Behandlung mit Medikamenten

Sie können mit sogenannten *Bronchosekretolytika*, beispielsweise Amboxolhydrochlorid, eingreifen, doch vergessen Sie nicht: Konsultieren Sie bei einer schweren Bronchitis unbedingt einen Arzt!

Wann zum Arzt?

Bei schwerer Bronchitis und Keuchhusten müssen Sie unbedingt einen Arzt aufsuchen. Nur er kann hier über die Art der Therapie entscheiden.

Degenerative Gelenkerkrankung (Arthrose)

»Zu den besonders Gefährdeten im Hinblick auf Arthrose zählen Übergewichtige, körperlich hart Arbeitende sowie solche, deren Gelenke aufgrund von Fehlstellungen besonders stark und einseitig strapaziert werden.«

Häufigste Ursachen

Gelenkverschleiß (degenerative Gelenkerkrankung, Arthrose) ist eine Abnutzungserscheinung, die im Laufe des Lebens bei fast jedem Menschen auftritt – beim einen früher, beim anderen später, beim einen bis zur schweren Behinderung, beim anderen kaum spürbar. Besonders gefährdet ist, wer körperlich hart – und womöglich noch in einseitigen Bewegungsabläufen – arbeitet, wer übergewichtig ist oder wessen Gelenke aufgrund von Fehlstellungen (z.B. starke O-Beine oder Mißbildungen des Hüftgelenks) besonders strapaziert werden. Durch diese Überlastung wird der Gelenkknorpel angegriffen. Da er vom Körper nur in ganz geringem Umfang repariert werden kann, wird er bei fortdauernder Überbelastung zerstört. Nun reagiert auch der Knochen mit Um- und Anbau – ein Vorgang, der nicht mehr aufzuhalten ist.

In vielen Fällen sind die großen Gelenke der Beine, also Sprunggelenk, Knie und Hüftgelenk, betroffen; besonders Frauen leiden aber häufig auch unter einem Verschleiß der Fingergelenke. Das erste Symptom ist meist ein ziehender Schmerz, der auftritt, wenn das Gelenk längere Zeit nicht bewegt wurde, etwa beim Aufstehen aus dem Sessel. Er verschwindet nach einigen Schritten wieder. Später treten auch unter Belastung, z.B. nach längerem Gehen, Schmerzen auf. Bei hochgradigem Verschleiß ist der Patient selbst dann nicht schmerzfrei, wenn er das Gelenk vollständig entlastet.

Vorbeugende Maßnahmen

Die Erkrankung ist grundsätzlich nicht heilbar. Mit den heutigen Behandlungsmethoden kann jedoch oft erreicht werden, daß sich der Patient bis ins hohe Alter einigermaßen bewegen kann. Haben Sie bereits Gelenkprobleme, oder gibt es Anhaltspunkte für ein besonders hohes Risiko, so sollten Sie einen Arzt aufsuchen und das weitere Vorgehen mit ihm besprechen. Wahrscheinlich wird er Ihnen sagen, daß Sie selbst sehr viel dafür tun können, daß der Gelenkverschleiß so langsam wie möglich fortschreitet. Um Übergewicht zu reduzieren oder eine Gewichtszunahme zu verhindern, sollten Sie Ihre Ernährung auf Vollwertkost umstellen. Sie gewährleistet überdies eine gute Versorgung mit Nährstoffen und damit die bestmögliche Ernährung des Gelenkknorpels.

Mit kompletter Schonung tun Sie Ihrem kranken Gelenk meist nichts Gutes (es sei denn, es wäre zur Zeit akut entzündet): In einem schlecht durchbluteten Gelenk wird der Knorpel nicht optimal ernährt, und außerdem erschlaffen die Muskeln, die das Gelenk ja stabilisieren sollen – es wird noch mehr überlastet. Mäßige sportliche Betätigung dagegen wirkt sich meist günstig auf den Krankheitsverlauf aus. Ihr Orthopäde oder Physiotherapeut berät Sie bei der Wahl einer gelenkschonenden Sportart (oft eignet sich Schwimmen im Kraulstil oder Radfahren). Er kann Ihnen auch Übungen empfehlen, mit denen Sie die für die Stabilität des betroffenen Gelenks wichtigen Muskeln trainieren.

»Bei Arthrose wirkt sich eine mäßige sportliche Betätigung meist günstig auf den Krankheitsverlauf aus. Fragen Sie Ihren Orthopäden oder Physiotherapeuten.«

Behandlung mit Hausmitteln

Mit verschiedenen Hausmitteln können Sie die durch den Gelenkverschleiß hervorgerufenen Schmerzen lindern. Sie brauchen dann nicht – oder jedenfalls nicht so oft – zu den teilweise sehr nebenwirkungsbehafteten Schmerz- und Rheumamitteln zu greifen.

■ **Wärme.** Sofern das Gelenk nicht gerade akut entzündet ist – zu erkennen daran, daß es geschwollen, gerötet und besonders schmerzhaft ist –, tut Ihnen Wärme wahrscheinlich gut und macht Sie besser beweglich.

Anwendung: Probieren Sie ein Teil- oder Vollbad mit Heublumenzusatz aus.

Eine andere Möglichkeit ist eine feuchtheiße Packung. Sie kann z.B. mit einem Heublumensäckchen durchgeführt werden.
Anwendung: Füllen Sie die Heublumen in ein Leinensäckchen, und erhitzen Sie sie im Wasserdampf auf etwa 38 °C. Legen Sie das Heublumensäckchen nun auf die schmerzende Stelle, und bedecken Sie es mit einem Wolltuch.

Ein warmer Lehmwickel verspricht ebenfalls Erfolg.
Anwendung: Tragen Sie einen Brei aus Lehm ungefähr 3 mm dick auf die Haut auf, wickeln Sie ein feuchtwarmes Tuch darüber, eventuell noch ein Zwischentuch, und außen ein Tuch aus Baumwolle oder Flanell. Da Lehm die Haut austrocknet, muß sie nachher eingefettet werden.

■ **Ätherische Öle.** Entspannend und schmerzlindernd wirken Kamille und Teebaum.
Anwendung: Geben Sie einige Tropfen Kamillen- oder Teebaumöl in ein warmes Vollbad.
Anwendung: Sie können auch eines der beiden ätherischen Öle in ein Hautöl einarbeiten und dieses im Bereich des erkrankten Gelenks einmassieren.

Gut zu wissen

Eukalyptusöl wirkt ebenfalls schmerzstillend.

■ **Vitamin E (bei akut entzündeten Gelenken).** Vitamin E macht die sogenannten freien Radikalen unschädlich, die u.a. bei Entzündungen zur Zerstörung von Gewebe beitragen. Dadurch wirkt es entzündungshemmend. In Studien benötigten Patienten mit Entzündungen als Folge von Arthrose (aktivierte Arthrose) ebenso wie Patienten mit chronischer Polyarthritis weniger Antirheumatika, wenn sie Vitamin E in hohen Dosen einnahmen.

Behandlung mit Medikamenten

Medikamente, die den Degenerationsprozeß rückgängig machen, gibt es nicht. Die Behandlung beschränkt sich daher auf Schmerzlinderung und Entzündungshemmung:

- *Acetylsalicylsäure* ist gegen die Schmerzen,
- *Paracetamol* ist ebenfalls ein Schmerzmittel,

- *Trypsin* (ein Enzym) wirkt entzündungshemmend,
- *Bromelain* ist ebenfalls ein entzündungshemmendes Enzym aus der Ananas,
- *Papain* hat ebenfalls eine enzymatische und damit entzündungshemmende Wirkung.

Gehen Sie zum Arzt, wenn Ihre Arme, Beine oder Ihr Rücken nach längerem Sitzen oder morgens nach dem Aufwachen schmerzen und steif sind. **Wichtiger Hinweis**

Dekubitus (Wundliegen)

Häufigste Ursachen

Bei längerer Bettlägerigkeit kommt es oft zu Druckgeschwüren an besonders belasteten Körperstellen wie Kreuz- und Wirbelsäulenbereich, Fersen, Becken, Schultern oder Hinterkopf – vor allem, wenn das Gewebe ohnehin schlecht durchblutet und die Nervenversorgung beeinträchtigt ist. Schweiß und Urin greifen die Haut zusätzlich an.

Vorbeugende Maßnahmen

Um ein Wundliegen zu vermeiden, sollten Sie die Haut des Patienten sauber und trocken halten, sorgfältig mit Hautcreme pflegen und regelmäßig auf Druckstellen inspizieren. Die druckgefährdeten Stellen können Sie mit Kissen oder speziellem Polstermaterial aus dem Sanitätshaus schützen. Außerdem sollte der Patient nach Möglichkeit alle 2 bis 3 Stunden umgelagert werden.

Vorsicht! Gefahr für Ihre Wirbelsäule! Lassen Sie sich bei völlig immobilen Patienten unbedingt helfen. **Wichtiger Hinweis**

Wichtiger Hinweis

Ist es möglich, den Patienten mit einer milden Frischkost zu ernähren, kann damit die Ausscheidung von Stoffwechselschlacken mit dem Schweiß und somit die Dekubitusgefahr verringert werden.

Behandlung mit Hausmitteln

■ **Apfelessig.** Apfelessig ist dafür bekannt, daß er den Stoffwechsel anregt, schweißhemmend, antiseptisch sowie entzündungshemmend wirkt und den Wundschmerz lindert. Diese Eigenschaften machen ihn besonders geeignet für Vorbeugung und Behandlung des Dekubitus.

Anwendung: Mischen Sie zur täglichen Körperpflege Apfelessig im Verhältnis von 1:5 mit Wasser, und waschen Sie den Patienten damit.

Wunde Stellen können Sie mit *Apfelessigkompressen* behandeln. Die Wirkung des Apfelessigs wird noch verstärkt, wenn man zuvor Ringelblumenblätter eine Woche lang darin ziehen läßt.

Anwendung: Tränken Sie Kompressen in der Apfelessiglösung, und geben Sie sie dann auf die entzündeten Stellen.

Zur Unterstützung des Stoffwechsels sollte der Patient Apfelessig trinken.

Anwendung: Verabreichen Sie dem Patienten täglich ein Getränk aus 1 Eßlöffel Apfelessig auf 1 Glas Wasser.

■ **Ringelblume.** Um die Wundheilung zu fördern, kann man auch Umschläge mit Ringelblüten-Auszug machen.

Zubereitung: Übergießen Sie 1 bis 2 Teelöffel Ringelblumenblüten mit 250 ml kochendem Wasser, und seihen Sie den Auszug nach zehnminütigem Ziehen ab.

Anwendung: Tränken Sie ein Baumwolltuch mit dieser Lösung, und legen Sie das Tuch auf die betroffene Stelle. Wiederholen Sie dies mehrmals täglich.

Behandlung mit Medikamenten

Bei Dekubitus eignen sich alle Mittel zur Desinfektion der Haut, zur Kühlung und zur Durchblutungsförderung:

- Abwaschungen mit alkoholischen Lösungen zur Desinfektion,
- vorbeugend Einreibungen mit ätherischen Ölen zur Steigerung der Durchblutung (jedoch nicht auf offene Wunden auftragen).

Wichtiger Hinweis

Achten Sie darauf, die Haut nach einer Behandlung mit Alkohol ausreichend rückzufetten und ätherische Öle nicht im Übermaß zu verwenden, da diese erneut zu einer Hautreizung führen können.

Depression

Häufigste Ursachen und typische Beschwerden

Jeder Mensch hat gelegentlich Phasen, in denen er sich niedergeschlagen, kraft- und nutzlos, eben depressiv fühlt. Manchmal kommen unerklärliche körperliche Symptome wie Verdauungsstörungen oder Kreislaufschwäche hinzu oder sind auf den ersten Blick das einzige Anzeichen dafür, daß etwas nicht in Ordnung ist. Mögliche Ursachen für eine depressive Verstimmung sind länger anhaltende Über- oder auch Unterforderung, berufliche Konkurrenzsituationen, finanzielle Probleme, familiäre Konflikte, Verlust und Trauer.

» Länger anhaltende Über- oder Unterforderung, berufliche Konkurrenzsituationen, finanzielle Probleme, familiäre Konflikte, Velust und Trauer können neben schweren Erkrankungen mögliche Ursachen für eine depressive Verstimmung sein. «

Auch schwere Erkrankungen wie Rheuma, Herzinfarkt oder Krebs können zu depressiven Störungen führen – entweder als Folge der Krankheit selbst oder durch die veränderte Lebensperspektive, mit welcher der Betroffene so schnell nicht zurechtkommt. Es gibt jedoch auch Depressionen, die nicht auf eine solche erkennbare Ursache zurückgehen. Sie beruhen auf Störungen im Hirnstoffwechsel.

Oft geht das Stimmungstief wieder vorüber, sobald sich die belastende Situation gebessert hat, oder auch von ganz allein – wie all jene Frauen wissen, die stets vor der Periode mißgestimmt sind. In solchen Fällen kann man mit Hausmitteln leicht etwas für sein Wohlbefinden tun. Die Verstimmung kann jedoch auch so stark sein, daß das Leben des Betroffenen schwer beeinträchtigt ist. Die Niedergeschlagenheit kann dann bis zur Verzweiflung gehen, man kann sich über nichts mehr freuen und interessiert sich für nichts; sich zu konzentrieren fällt schwer, man ist unruhig und nervös, hat aber keine Energie. Eine anfangs leichte Symptomatik kann sich mit der Zeit verschlechtern.

Achtung

Bei allen Störungen, die über eine Verstimmung hinausgehen, sollte ein Arzt aufgesucht werden.

Depressionen ernst nehmen!

Eine Depression kann eine sehr schwere Erkrankung sein und den Betroffenen in den Tod treiben. Geht es Ihnen also sehr schlecht, bitten Sie unbedingt Angehörige oder Freunde um Hilfe, und suchen Sie umgehend einen Arzt auf. Fragen Sie umgekehrt offensichtlich depressiv Erkrankte, ob sie sich mit dem Gedanken tragen, aus dem Leben zu scheiden. Haben Sie keine falschen Hemmungen – der Gefragte wird sehr wahrscheinlich erleichtert sein, wenn er über seine Suizidgedanken sprechen kann. Stellen Sie sicher, daß der Betroffene sofort in ärztliche Behandlung kommt – allein schafft er diesen Schritt möglicherweise nicht.

Ist Ihr Befinden eher leicht gestört, können Sie zunächst versuchen, mit eigener Kraft aus der Krisensituation herauszukommen. Vertrauen Sie sich aber unbedingt Menschen an, die Ihnen nahestehen, und sprechen Sie mit diesen über Ihre Probleme. Nachfolgend finden Sie Hinweise, die Ihnen helfen sollen, wieder zu einem befriedigenden Leben zu finden. Es kann allerdings sein, daß Sie sich damit überfordert fühlen. Ist das der Fall, sind Sie wahrscheinlich doch schwerer erkrankt, als Sie glauben. Ein typisches Kennzeichen der Depression ist nämlich, daß ein „Zusammenreißen" nicht mehr möglich ist. Brechen Sie dann den Versuch, sich selbst zu helfen, ab – der Mißerfolg würde Sie nur noch mehr frustrieren.

Sie benötigen jetzt unbedingt und ausschließlich die Hilfe eines Arztes, der Sie bei Ihren Bemühungen psychotherapeutisch unterstützt und Ihnen, falls erforderlich, ein antidepressiv wirksames Medikament verordnet.

Vorbeugende Maßnahmen

- Fressen Sie Ihre Probleme nicht in sich hinein – sprechen Sie darüber!
- Achten Sie darauf, sich auf keinen Fall abzukapseln! Niemand kommt ohne soziale Kontakte aus. Sie geben Ihnen das Gefühl, nicht allein zu sein – und viele neue Anregungen.
- Pflegen Sie bestehende Freundschaften, und suchen Sie neue!
- Suchen Sie aktiv nach Abwechslung! Hobbys und Interessen lenken Sie von manchem kleinen seelischen Tief ab.
- Damit Sie künftig bei kleinen Problemen gelassener reagieren können, erlernen Sie eine Entspannungstechnik Ihrer Wahl. Dies wird Ihnen allerdings leichter fallen, wenn Sie nicht gerade in einer Krise stecken.

»Ihr Arzt oder Psychotherapeut kann Sie bei Ihren Bemühungen wirksam unterstützen und Ihnen, falls erforderlich, ein antidepressiv wirkendes Medikament verordnen.«

Behandlung mit Hausmitteln

■ **Atherische Öle.** Zahlreiche ätherische Öle wirken sich positiv auf die Psyche aus, z. B. Lavendel-, Rosmarin-, Pfefferminz- und Orangenöl.
Anwendung: Eine Kombination aus 5 Tropfen Grapefruitöl, 3 Tropfen Bergmotteöl sowie je 2 Tropfen Lavendel- und Zypressenöl in der Duftlampe wird beispielsweise empfohlen, um Konfliktsituationen zu entschärfen. Die Spezialliteratur hält zahlreiche Rezepte für unterschiedliche Situationen bereit.

■ **Bewegung.** Sportliche Betätigung stärkt nicht nur den Körper, sondern stabilisiert auch die Psyche. Nicht nur Anhänger der Naturheilkunde, sondern auch Klinikpsychiater empfehlen häufig ihren Patienten den täglichen „Gesundmarsch". Achten Sie besonders in den Wintermonaten darauf, bei Tageslicht nach draußen zu gehen.

■ **Johanniskraut.** Johanniskraut ist ein altes Mittel der Naturheilkunde gegen depressive Verstimmungen, das inzwischen auch in wissenschaftlichen Untersuchungen erwiesen hat, daß es ein wirkungsvolles Antidepressivum ist. Es kann sogar bei mittelschweren Depressionen eingesetzt werden, doch sollte dies unter Aufsicht eines Arztes geschehen, weil dafür hohe Dosierungen benötigt werden und die Wirkung erst nach 2 bis 3 Wochen einsetzt. Bei leicht gedrückter Stimmung können Sie aber Johanniskrauttee versuchen.

»Johanniskraut kann auch bei mittelschweren Depressionen eingesetzt werden, doch sollten Sie eine solche Behandlung nur unter Aufsicht eines Arztes vornehmen.«

Zubereitung: Übergießen Sie 2 Teelöffel getrocknetes Johanniskraut mit 250 ml kochendem Wasser, und lassen Sie den Aufguß 10 Minuten zugedeckt ziehen.
Anwendung: Trinken Sie diesen Tee 2- bis 3mal am Tag.

Da Sie auch hier nicht mit einem raschen Eintritt der Wirkung rechnen können, verwenden Sie den Johanniskrauttee am besten für eine gezielte kurmäßige Anwendung. Wenn Sie damit im Herbst beginnen, können Sie damit möglicherweise einer leichten Winterdepression vorbeugen.

Anwendung: Trinken Sie über einen Zeitraum von mehreren Monaten täglich einige Tassen Johanniskrauttee.

Behandlung mit Medikamenten

Bewährt haben sich vor allem Johanniskrautpräparate. Ihre stimmungsaufhellende Wirksamkeit insbesondere bei Herbst-/Winterdepressionen sind wissenschaftlich bewiesen. Wichtig ist eine hohe Dosierung.

Der Arzt verschreibt depressiven Patienten eventuell sogenannte Antidepressiva. Bitte nehmen Sie keinesfalls diese Mittel ohne ärztliche Verschreibung ein, auch wenn beispielsweise Ihre Freundin oder Ihr Freund mit diesen Medikamenten erfolgreich behandelt werden konnte.

Wichtiger Hinweis

Sollten sich depressive Phasen mehrmals wiederholen, müssen Sie unbedingt einen Arzt aufsuchen. Auch wenn sich die Intensität dieser Phasen verstärken sollte, ist ein Arztbesuch dringend anzuraten.

Durchblutungsstörungen

Häufigste Ursachen und typische Beschwerden

Die Symptome bei Durchblutungsstörungen beruhen darauf, daß Blutgefäße verengt sind und in der Folge Körperteile zeitweilig oder auf Dauer nicht ausreichend mit Sauerstoff versorgt werden. Die Ursachen können sehr unterschiedlich sein; die Störung kann folgenlos vorübergehen, aber auch zu schwerster Behinderung führen. Um zu demonstrieren, was dies umfassen kann, hier einige wichtige Störungen der arteriellen Durchblutung, also der Blutzufuhr (Störungen des Blutabflusses, der venösen Durchblutung, treten z.B. bei Krampfaderleiden auf; sie

> »Bei starken Rauchern kann es zu einer gefährlichen Entzündung der Gefäßwände kommen, die dann häufig zum sogenannten „Raucherbein" führt.«

werden unter diesem Stichwort abgehandelt, siehe beispielsweise Seite 145):

▶ Bei älteren Menschen beruht eine Durchblutungsstörung oft auf *arteriosklerotischen Gefäßveränderungen.* Wenn sich die ersten Symptome bemerkbar machen, ist das Gefäß schon etwa zur Hälfte verschlossen. Bei starken Rauchern kann auch eine Entzündung der Gefäßwände die Ursache sein. Man spricht dann vom Raucherbein. In beiden Fällen fühlt der Patient zuerst meist nur ein leichtes Prickeln in den Zehen, später folgen Taubheit und Schmerzen in Fuß sowie Unterschenkel. Letztere beeinträchtigen den Erkrankten zunächst nur dann, wenn er die Gliedmaßen belastet – er fängt an zu hinken. Nach einiger Zeit tut das Bein auch im Ruhezustand weh. Die Haut der schlecht durchbluteten Gliedmaße wird blaß, später bläulich. Im schlimmsten Fall sterben die Haut und das darunterliegende Muskelgewebe ab. Sind große Bereiche der Gliedmaße betroffen, ist eine Amputation möglicherweise nicht zu umgehen.

▶ Bei jüngeren Menschen ist die Ursache der Gefäßverengung häufig eine Neigung der Gefäßmuskulatur, auf starke Kälte oder auch auf Streß mit Krämpfen zu reagieren. Diese *„Raynauld-Phänomen"* genannte Störung kann sehr schmerzhaft sein. Sofern sie nicht auf eine andere Erkrankung zurückgeht – was der Arzt klären muß –, bleibt sie aber meist ohne Folgen.

▶ Das dritte Beispiel ist die *Akrozyanose.* Der Name bedeutet nichts anderes, als daß sich die vorstehenden Körperteile (Finger, aber auch Nase und Ohren) bei Kälte bläulich verfärben. Ursache ist ein Krampf der kleinen Blutgefäße; betroffen sind vor allem junge Frauen mit niedrigem Blutdruck. Diese Störung ist völlig harmlos.

Behandlung mit Hausmitteln

Haben Sie nur *leichte funktionelle Störungen,* also keine krankhaften Veränderungen der Blutgefäße, so können Sie sich leicht selbst helfen. Bei Akrozyanose beispielsweise benötigen Sie eigentlich nur mollig warme Handschuhe für den Winter. Mit regelmäßigen Trockenbürstenmassagen oder Wechselduschen und viel körperlicher Bewegung bringen Sie Ihren wahrscheinlich etwas schwachen Kreislauf auf Trab. Gönnen Sie sich auch leichte Massagen mit einem Massageöl, dem etwas Eukalyptus-, Kiefernnadeln- oder Rosmarinöl zugesetzt ist. Auch mit kalten Apfelessigwickeln können Sie den Kreislauf anregen.

Großmutters Hausrezept: Kohlwickel

Ein altes Hausmittel bei leichteren Durchblutungsstörungen ist der Kohlwickel. Dafür quetschen Sie einige große Kohlblätter mit einem Nudelholz, umwickeln die betroffenen Gliedmaßen mit dem Kohl und befestigen das Ganze mit Tüchern.

Anders sieht es bei *Durchblutungsstörungen aufgrund von Gefäßerkrankungen* aus. Hier wird der Arzt wahrscheinlich mit relativ stark wirkenden Medikamenten eingreifen müssen, welche die Gefäße erweitern und verhindern, daß sich Blutgerinnsel bilden. Wenn Sie pflanzliche Wirkstoffe bevorzugen, sprechen Sie ihn auf *Ginkgo* an. In Studien haben Ginkgopräparate gezeigt, daß sich damit – in Kombination mit einem Gehtraining – die schmerzfreie Gehstrecke verlängern läßt. *Knoblauch* steht in dem Ruf, der Arterienverkalkung entgegenzuwirken. Sie müssen allerdings über längere Zeit jeden Tag mindestens 3 kleine Knoblauchzehen verzehren, um eine Wirkung zu erzielen.

Wichtig ist, daß Sie Ihre Lebensweise einer genauen Prüfung unterziehen und eventuell ändern. Stellen Sie Ihre Ernährung auf eine gemüsereiche und fleischarme Vollwertkost um; wenn Sie Übergewicht haben, reduzieren Sie die Kalorienzufuhr. Hören Sie auf zu rauchen, und reduzieren Sie Ihren Kaffeekonsum. Beginnen Sie – in Absprache mit dem Arzt – ein langsam aufbauendes Gehtraining.

Tips für Patienten mit schweren Durchlutungsstörungen

- Untersuchen Sie Ihre Füße regelmäßig auf Verletzungen. Selbst kleine Wunden können zu schlecht heilenden Geschwüren werden!
- Gehen Sie aus diesem Grund niemals barfuß.
- Pflegen Sie Ihre Füße täglich mit einem lauwarmen Fußbad. Gehen Sie bei der Pediküre behutsam vor, und lassen Sie Fußpilz unbedingt behandeln.
- Mit gut sitzendem, nicht einengendem Schuhwerk können Sie besser laufen und vermeiden so, daß sich Druckgeschwüre bilden.
- Wenn Sie Wasseranwendungen vornehmen möchten, tun Sie das nur mit lauwarmem Wasser. Kälte- und Wärmeanwendungen können Ihnen eventuell schaden. Besprechen Sie das Vorgehen mit Ihrem Arzt.

Patienten mit schweren arteriellen Durchblutungsstörungen haben oft noch andere Erkrankungen, die sich nachteilig auf die Blutgefäße auswirken. Haben Sie Bluthochdruck oder erhöhte Blutfettspiegel? Sind Sie Diabetiker, oder leiden Sie an anderen Stoffwechselstörungen? Sorgen Sie dafür, daß alle diese Störungen konsequent behandelt werden.

Gut zu wissen

Insgesamt gesehen können Mittel aus der Naturheilkunde die Behandlung durch den Arzt immer nur ergänzen, nie ersetzen! Was immer Sie selbst für Ihre Gesundheit tun wollen – informieren Sie Ihren Arzt darüber.

Behandlung mit Medikamenten

Sofern keine arteriosklerotischen Veränderungen ursächlich für die Durchblutungsstörungen verantwortlich sind, eignen sich gefäßerweiternde Substanzen wie:

- Cyclandelat,
- Diisopropylamindichlorazetat,
- Magnesiumadipat,
- Pentifyllin,
- Xantinolnicotinat.

Diese dürfen jedoch nur über einen kurzen Zeitraum eingenommen werden.

Bei arteriosklerotisch bedingten Durchblutungsstörungen haben sich Präparate aus Ginkgo-biloba-Blättern bewährt. Achten Sie darauf, nur standardisierte Zubereitungen zu verwenden.

Wichtiger Hinweis

Durchblutungsstörungen können Sie weder selbst diagnostizieren, noch ohne Hilfe eines Arztes behandeln!

Durchfall

Durchfall ist eine sehr wirksame Maßnahme des Körpers, um versehentlich mit der Nahrung, z. B. verdorbenem Essen oder verunreinigtem Wasser, aufgenommene Gift- oder Schadstoffe schnell wieder loszuwerden: Sie werden einfach mit dem sehr weichen, manchmal sogar flüssigen Stuhl wieder nach draußen befördert. Deshalb ist es im allgemeinen auch nicht sinnvoll, den Durchfall mit Kohletabletten oder anderen stark stopfenden Substanzen stoppen zu wollen – damit wird nur der Selbstreinigungsvorgang verlangsamt. Entlasten Sie Ihren Darm, indem Sie zunächst nur reichlich Kräutertee trinken und dann langsam wieder mit leicht verdaulicher Nahrung anfangen.

Darm unter Streß?

Streß ist eine verhältnismäßig häufige Ursache von immer wieder auftretenden Durchfällen. Wenn Sie den Eindruck haben, daß Ihre Beschwerden eher mit Streß als mit unbekömmlichen Nahrungsmitteln zusammenhängen könnten, sollten Sie mit Ihrem Arzt über diese Vermutung sprechen. Möglicherweise hilft Ihnen ein Entspannungstraining.

Behandlung mit Hausmitteln

■ **Ernährung.** Am besten ist, Sie fasten kurzzeitig, bis der Durchfall nachläßt. Beginnen Sie dann mit leicht verdaulichen, nicht zu eiweißreichen Nahrungsmitteln in kleinen Portionen. Hier bieten sich Zwieback, Hafer- bzw. Reisschleim oder Pellkartoffeln an. Einige Nahrungsmittel können auch sehr gezielt eingesetzt werden: Geriebener Apfel z. B. bindet Giftstoffe und reguliert die Darmfunktion; Bananen, Möhren, aber auch Apfelessig hemmen den Durchfall ein wenig.

Großmutters Hausrezept: eine sehr bekömmliche Speise

Fein zerkleinerte Kartoffeln und Möhren, zusammen mit einer ganzen Zwiebel (die später wieder entfernt wird) weich gekocht und leicht gesalzen, ergeben eine sehr bekömmliche Speise für die ersten Tage nach der Erkrankung. Essen Sie zunächst nur ganz kleine Portionen; wenn Sie die problemlos vertragen, können Sie sich bei der nächsten Mahlzeit etwas größere auftun und vielleicht noch etwas Butter unterrühren.

■ **Trinken.** Bei Durchfall verliert der Körper viel Wasser und Mineralstoffe. Achten Sie deshalb während dieser Zeit noch mehr als sonst darauf, reichlich zu trinken. Gut geeignet sind Kräutertees (u.a. Kamillen-, Beifuß-, Bohnenkraut-, Heidelbeer- oder Ringelblumentee), Heidelbeer- oder schwarzer Johannisbeersaft sowie kohlensäurearmes Mineralwasser. Bewährt bei Durchfall ist auch ein Getränk aus 2 Eßlöffeln Apfelessig auf 1 Glas Wasser. Diese Mischung sollten Sie mehrmals täglich zu sich nehmen.

Die Mineralstoffverluste können Sie ausgleichen, indem Sie z. B. 1 Teelöffel Heilerde in 1/2 Glas Wasser lösen und diese Mischung zweimal am Tag trinken. Haben Sie keine Heilerde zur Hand, können Sie mit einer Messerspitze Kochsalz wenigstens das Salz ersetzen. Kaffee und Alkohol (ebenso übrigens Nikotin) sollte man auf jeden Fall meiden. Sie reizen die Magenschleimhaut und können die Beschwerden verschlimmern.

Was Sie noch für Ihr Wohlbefinden tun können: Eine Wärmflasche oder heiße Wickel bzw. Auflagen, eventuell mit Kamillentee getränkt, tragen zur Entspannung bei und lindern so die Beschwerden. Auch ein Tropfen Lavendel- oder Salbeiöl, auf die Haut am Handgelenk gerieben, tut vielen Menschen bei Durchfall gut.

Wichtiger Hinweis

Behandlung mit Medikamenten

Bei Durchfällen gibt es verschiedene medikamentöse Ansatzpunkte zur Therapie.

- Zum einen muß der Verlust von Flüssigkeit und Salzen mittels *Elektrolytlösungen* ausgeglichen werden.

Zur Bekämpfung der den Durchfall verursachenden Erreger eignen sich folgende Substanzen:

- *Lactobacilli*, *Escherichia coli* und *Bifidobacterium* hemmen durch ihre sauren Stoffwechselprodukte das Wachstum anderer Bakterien
- *Ethacridinlactat* hat antibakterielle Eigenschaften
- *Saccharomyces cervisae*, also Hefebakterien, haben ebenfalls antimikrobielle Wirkungen und werden auch zur Behandlung des Durchfalls bei Säuglingen mit Erfolg eingesetzt.
- Des weiteren kann *Loperamid* bei Durchfall helfen. Diese Substanz verringert die Darmbewegungen, so daß mehr Zeit bleibt, um Flüssigkeiten und Salze aus dem Darm in den Blutkreislauf aufzunehmen.

Wann zum Arzt?

Bei einem „normal" verlaufenden Durchfall brauchen Sie sich zunächst keine großen Sorgen um Ihre Gesundheit zu machen. Fieber über 38,5 °C, krampfartige Schmerzen oder Blutbeimengungen im Stuhl sind jedoch Warnzeichen, bei denen Sie umgehend einen Arzt aufsuchen sollten. Dauert die Erkrankung mehr als zwei Tage an, sollten Sie ebenfalls einen Arzt zu Rate ziehen. Bei länger andauernden Durchfallerkrankungen kann die Darmschleimhaut ihre Funktion nicht mehr richtig erfüllen. Mangel an Vitaminen und anderen Nährstoffen ist eine mögliche Folge, das Eindringen von Schadstoffen und Krankheitserregern durch die geschädigte Schleimhaut eine andere.

Kleine Kinder können schon bei kurzer Durchfalldauer in Gefahr sein: Wenn sie keine Flüssigkeit bei sich behalten, trocknen sie sehr schnell aus. Dieser Zustand kann lebensbedrohlich sein. Gehen Sie deshalb mit Ihrem erkrankten Kind unbedingt frühzeitig zum Kinderarzt!

Ekzem

Typische Beschwerden

Unter dem Begriff „Ekzeme" faßt man sämtliche entzündlichen Hautveränderungen zusammen. Charakterisiert ist ein Ekzem im akuten Zustand durch Schwellung, Rötung, Bläschen- oder Knötchenbildung, Schuppen und Nässen. Später bildet sich dann ein Schorf, der oft wieder abgekratzt wird – vor allem von Kindern –, um sich dann erneut zu bilden.

Man unterscheidet zwischen einem äußerlichen (exogenen) und einem innerlichen (endogenen) Ekzem. Für ersteres sind äußerliche Ursachen verantwortlich; das endogene Ekzem ist dagegen organisch bedingt und tritt beispielsweise im Rahmen von Nahrungsmittelallergien oder Neurodermitis auf. Beim Baby beobachtet man den Milchschorf als Zeichen einer Milchunverträglichkeit.

Äußerliche Ekzeme findet man meist an jener Stelle, wo der Kontakt mit der verantwortlichen Substanz stattfand. Diese Ekzeme können allergisch bedingt sein; man spricht

Gut zu wissen

Von einem Berufsekzem spricht man, wenn ein Mensch durch den Kontakt mit bestimmten Stoffen im Arbeitsbereich gelegentlich oder chronisch an Ekzemen erkrankt. Die wichtigsten Verursacher sind Farben, Lacke, Schmiermittel sowie Haarfärbe- und Dauerwellenflüssigkeiten.

dann von einer Hautallergie, zu der auch beispielsweise die Jeansknopf-Allergie – der allergieauslösende Stoff ist hier Nickel – zählt.

Ekzeme können aber auch direkt durch einen die Haut reizenden Stoff verursacht werden. Je nach Stärke der Hautreizung treten die nicht-allergischen Ekzeme entweder sofort oder erst nach längerem Kontakt mit der schädigenden Substanz auf.

Häufigste Ursachen

Zu den wichtigsten Substanzen, die ein Ekzem auslösen können, gehören:

- Medikamente,
- Kosmetika,
- Chemikalien, beispielsweise Putzmittel,
- Textilien,
- Metalle (z.B. Nickel in Modeschmuck, Knöpfen und Gürtelschnallen),
- Pflanzen,
- Obst, Gemüse.

Vorbeugende Maßnahmen

Wenn Sie unter Ekzemen leiden, sollten Sie herauszufinden versuchen, welche Substanzen dafür verantwortlich sind, und diese möglichst meiden bzw. den direkten Hautkontakt mit ihnen verhindern.

Verwenden Sie keine herkömmliche Seife, da sie den Säureschutzmantel der Haut schädigt und die Haut austrocknet. Nehmen Sie statt dessen lieber Waschcremes, -gele oder -stücke, sogenannte Syndets. Cremen Sie sich immer gut mit einer feuchtigkeitsspendenden Lotion ein. Verwenden Sie nur allergiegetestete Hautpflegeprodukte – auch beim Sonnenschutz. Tragen Sie beim Putzen Handschuhe.

» Verwenden Sie bei Ekzemen keine gewöhnliche Seife, sondern statt dessen nur Waschcremes, -gele oder -stücke, sogenannte Syndets. Informieren Sie sich in Ihrer Apotheke oder Drogerie. «

> **Da die Ursachen für Ekzeme häufig sehr vielfältig sind, reicht zumeist eine einseitige Behandlung nicht aus. So muß etwa die Ernährung umgestellt und der Arbeitsplatz gewechselt werden.**

Behandlung mit Hausmitteln

Die Ursachen für Ekzeme sind sehr vielfältig. Meist reicht deshalb die alleinige Behandlung der Haut nicht aus. Oft muß die Ernährung umgestellt, der Arbeitsplatz gewechselt werden.

■ **Aloe vera.** Bei allen Entzündungen und allergischen Reaktionen der Haut beeinflußt Aloe vera den Heilungsprozeß durch die immunstimulierende und keimtötende Wirkung positiv; die Haut kann sich entspannen und wird wieder glatter sowie geschmeidiger.

Anwendung: Tragen Sie Aloe-vera-Creme oder -Gel auf die entsprechenden Hautareale auf.

■ **Apfelessig.** Apfelessig unterstützt mit seinen Inhaltsstoffen die Leberfunktion und entlastet dadurch die Entgiftung über die Haut. Er verschließt das Ekzem zwar nicht, aber er hemmt die Entzündung, lindert Juckreiz sowie Brennen und stimuliert den Heilungsprozeß.

Anwendung: Trinken Sie vor jeder Mahlzeit 1 Glas Wasser mit 1 Teelöffel Apfelessig, und zwar so lange, bis das Ekzem abgeklungen ist.

Anwendung: Machen Sie Ganzkörperwaschungen und Vollbäder mit Apfelessig.

■ **Ätherische Öle.** Bei Ekzemen wirkt das ätherische Manukaöl entzündungshemmend und antibakteriell. Es stabilisiert die Psyche, was sich letztlich auch positiv auf die Haut auswirkt.

Zubereitung: Stellen Sie aus 50 ml Aloe-vera-Öl, 50 ml Jojobaöl, 5 Tropfen Manukaöl, 10 Tropfen Palmarosaöl und 5 Tropfen Lavendelöl ein Körperöl her.

Anwendung: Tragen Sie dieses Körperöl 2- bis 3mal täglich auf die befallenen Hautbereiche auf.

■ **Kamille.** Durch die äußerliche Anwendung von Kamille heilen Ekzeme schneller ab.

Zubereitung: Überbrühen Sie 3 Eßlöffel Kamillenblüten mit

250 ml kochendem Wasser, und seihen Sie nach 10 Minuten den Tee ab.
Anwendung: Geben Sie etwas Tee auf einen Leinenlappen, und betupfen Sie damit die befallenen Hautbereiche.

■ **Löwenzahn.** Ein Aufguß aus Löwenzahn kann bei Ekzemen helfen.
Zubereitung: Geben Sie 1 Eßlöffel der geraspelten getrockneten Wurzel in 1 Tasse kochendes Wasser, und seihen Sie den Tee nach 10 Minuten ab.
Anwendung: Trinken Sie täglich bis zu 3 Tassen des Tees.

Gut zu wissen

Statt Löwenzahn können Sie auch Klette verwenden.

Behandlung mit Medikamenten

Seit einiger Zeit sind niedrigdosierte Kortikoid-Salben rezeptfrei in der Apotheke erhältlich. Sie beschleunigen die Abheilung des Ekzems und lindern die Entzündungsbeschwerden.

Erbrechen, Übelkeit

Übelkeit und Brechreiz kündigen meist Erbrechen an. Sie können jedoch auch allein auftreten. Durch Erbrechen kann sich der Körper schnell von giftigen oder unverträglichen Stoffen befreien. Ausgelöst wird Erbrechen durch das im Gehirn lokalisierte Brechzentrum. Dieses wiederum wird beispielsweise durch Störungen im Magen-Darm-Trakt oder des Gleichgewichtssinns (Seekrankheit) aktiviert. Aber auch psychische Erregung oder Belastung kann Erbrechen und Übelkeit auslösen.

Bei Babys wird Erbrechen häufig durch den harmlosen Rückfluß der Nahrung nach den Mahlzeiten ausgelöst.

Achtung!

Vor allem bei kleinen Kindern kann sich die Situation verschärfen, wenn das Kind keine Nahrung und keine Flüssigkeit mehr bei sich behält. Die schlimmste Folge ist, daß das Kind austrocknet und daran verstirbt. Deshalb sollte Erbrechen über mehrere Stunden bei Babys und Kleinkindern nicht auf die leichte Schulter genommen werden. Rufen Sie bitte einen Arzt!

Häufigste Ursachen

Die häufigsten Ursachen für Übelkeit und Erbrechen sind:

- übermäßige Nahrungsaufnahme,
- zuviel Alkohol,
- psychische Erregung wie Nervosität, Prüfungsangst etc.,
- Gleichgewichtsstörungen,
- Infektionen,
- Schwangerschaft,
- magenreizende Medikamente,
- Migräne,
- Sonnenstich,
- schwere Erkrankungen oder Verletzungen (als Folge des Schocks),
- Folge einer Vollnarkose,
- Erkrankungen des Magen-Darm-Trakts.

Vorbeugende Maßnahmen

Wichtig ist, die durch das Erbrechen verlorene Flüssigkeit wieder aufzufüllen. Dies geschieht am besten mit Tees oder Elektrolytlösungen, die Sie in der Apotheke kaufen können. Als Sofortmaßnahme helfen Cola-Getränke und Salzstangen.

Behandlung mit Hausmitteln

Großmutters Hausrezept: Pfefferminztee

Stellen Sie sich einen Aufguß aus Pfefferminzblättern her: Übergießen Sie 1 Teelöffel Pfefferminzblätter mit 1 Tasse kochendem Wasser. Lassen Sie den Tee 10 Minuten ziehen, und seihen Sie ihn dann ab. Pfefferminztee beruhigt den Magen.

■ **Akupressur.** Wenn Sie unter der Reisekrankheit leiden, können Sie Ihren Gleichgewichtssinn durch leichten

Druck mit dem Zeigefinger in die Vertiefung hinter dem Kiefergelenk unterstützen.
Anwendung: Drücken Sie den Akupressurpunkt 1 Minute lang. Atmen Sie dabei tief ein und aus. Wiederholen Sie die Akupressur bis zu zweimal.

■ **Ätherische Öle.** Ein paar Tropfen Pfefferminzöl auf Zucker lindern den Brechreiz.
Anwendung: Geben Sie einige Tropfen Pfefferminzöl auf ein Stück Zucker, und lassen Sie dieses langsam im Mund zergehen – nicht öfter als zweimal täglich.

Gegen Übelkeit und Brechreiz in den ersten Schwangerschaftsmonaten hilft ebenfalls Pfefferminzöl.
Anwendung: Geben Sie morgens 1 Tropfen Pfefferminzöl auf den Handrücken, das Sie mit der Zunge aufnehmen und einige Zeit im Mund behalten.

■ **Ingwer.** Ein Aufguß aus Ingwer lindert die Übelkeit.
Zubereitung: Übergießen Sie 1 Teelöffel getrockneten Ingwer mit 1 Tasse kochendem Wasser, und seihen Sie den Tee nach 5 Minuten ab.
Anwendung: Trinken Sie 1 Tasse des noch heißen Tees.

Gut zu wissen

Statt Ingwer können Sie auch Römische Kamille verwenden.

Behandlung mit Medikamenten

Einige der bei Allergien eingesetzten Antihistaminika sind auch gegen Übelkeit und Erbrechen wirksam:

- Chlorphenoxamin,
- Dimenhydrinat,
- Diphenhydramin.

Sie eignen sich sowohl zur Vorbeugung z. B. bei Reisen als auch zur Behandlung von Übelkeit und Erbrechen.

Wann zum Arzt?

Gehen Sie zum Arzt, wenn Übelkeit und Erbrechen mit heftigen Kopf- bzw. Bauchschmerzen oder verschwommenem Sehen einhergehen, ebenso wenn Erbrechen und Übelkeit länger als 24 Stunden andauern, Sie ein neues Medikament einnahmen oder Sie Blut erbrechen.

Erfrierungen, Frostbeulen

Typische Beschwerden

Durch feuchte Kälte (um 0 °C) oder trockene Kälte (deutlich unter 0 °C) bilden sich im Gewebe zwischen den Zellen Eiskristalle. Die Zellen werden zerstört, das Gewebe wird geschädigt. Die roten Blutkörperchen verklumpen und verschließen die Gefäße; die dadurch ausgelöste Minderdurchblutung läßt das Gewebe absterben. Vor allem sind Körperbereiche gefährdet, die durch Gewebe und Muskulatur kaum geschützt sind, also Finger, Zehen, Nase, Wangen.

Gut zu wissen

Schmerzen oder Empfindlichkeit gegenüber Temperaturschwankungen können den Betroffenen nach Erfrierungen ein Leben lang begleiten.

Die Symptome variieren mit dem Grad der Erfrierung. Zunächst beobachtet man Rötung, dann bilden sich Blasen. Bei schweren Erfrierungen bilden sich weiße, harte, kalte Hautstellen, die sich nach dem Auftauen schwarz verfärben. Sie schwellen an und können schmerzen. Dies deutet darauf hin, daß das Gewebe oberflächlich abgestorben ist.

Frostbeulen bilden sich nach wiederholter längerer Kälteeinwirkung. Sie jucken und können schmerzen, sind unscharf begrenzt, bläulich verfärbt und neigen zur Blasenbildung.

Erfrierungen können wie Verbrennungen je nach Ausprägung in verschiedene Grade eingeteilt werden:

1. Grad: Die betroffenen Bereiche sind blaß und geschwollen. Schmerzen können auftreten.

2. Grad: Es bilden sich Blasen, die Haut der betroffenen Körperregion verfärbt sich blaurot.

3. Grad: Das Gewebe stirbt oberflächlich ab. Der Betroffene bemerkt dies meist nicht.

Häufigste Ursachen

Zu den häufigsten Ursachen für Erfrierungen gehören:

- den jeweiligenKältetemperaturen nicht adäquate Kleidung,
- zusätzliche Risikofaktoren wie Arterienverkalkung, Alkohol- oder Drogenmißbrauch, Erschöpfung, Hunger,
- Alter (ältere Menschen und kleine Kinder sind besonders gefährdet),
- zu enges Schuhwerk, das die Durchblutung der Füße und besonders der Zehen beeinträchtigt.

Vorbeugende Maßnahmen

Ziehen Sie angemessen wärmende und schützende Kleidung an, wobei Sie keinesfalls die Kopfbedeckung vergessen dürfen, damit der Kopf nicht einen großen Teil seiner Wärme abstrahlt. Tragen Sie nicht zu enge Schuhe und Handschuhe. Wechseln Sie feuchte oder nasse Kleidung sofort, da sie sonst anfrieren kann. Tragen Sie kein Metall an oder auf der Haut (Ohrringe).

»Bei Erfrierungen gibt es im eigentlichen Sinne keine Hausmittel, Sie sollten daher immer entsprechende vorbeugende Maßnahmen ergreifen.«

Behandlung mit Hausmitteln

Hausmittel im eigentlichen Sinn gibt es gegen Erfrierungen nicht, doch geben wir Ihnen hier einige Ratschläge, wie Sie mit Betroffenen umgehen sollten.

Bei Erfrierungen *1. Grades* sollten Sie:

- den Betroffenen aus der Kälte nehmen,
- feuchte oder kalte Kleidung entfernen,
- den Betroffenen möglichst bewegen,
- die betroffenen Hautbereiche unter fließendem Wasser – anfangs nur **lauwarm** – langsam aufwärmen.
- Geben Sie notfalls etwas von Ihrer eigenen Körperwärme an den Patienten ab!

Liegen *Erfrierungen 2. Grades* vor, dann gelten folgende Hinweise:

- keine Wärme zuführen,
- nach den ersten drei Punkten bei Erfrierungen 1. Grades verfahren,
- den Betroffenen in ein Krankenhaus oder zu einem Arzt bringen.

Wichtiger Hinweis Patienten mit *Erfrierungen 3. Grades* dürfen keinesfalls bewegt werden. Hier ist sofortige notärztliche, manchmal sogar chirurgische Hilfe erforderlich!

Erhöhter Blutdruck (Hypertonie)

Typische Beschwerden

Mit Blutdruck bezeichnet man den Druck des Blutes auf die Arterienwände. Entscheidend für seine Höhe sind die Pumpleistung des Herzens und die Enge der Gefäße. Bei der Blutdruckmessung werden zwei Werte bestimmt: der obere – *systolische* – Wert ergibt sich, wenn sich das Herz zusammenzieht und das Blut in die Gefäße zieht. Den unteren – *diastolischen* – Wert erhält man, wenn sich das Herz ausdehnt und wieder mit Blut füllt. Liegt der Blutdruck ständig über 140 mm Hg (systolischer Wert) – bei Kindern bzw. Älteren über 115 bzw. 160 mm Hg – und/oder 90 mm Hg (diastolischer Wert) – bei Kindern bzw. Älteren 75 bzw. 90 mm Hg –, so leidet der Patient an einem erhöhten Blutdruck, einer Hypertonie.

Das Fatale an einem erhöhten Blutdruck ist, daß der Betroffene davon meist nichts merkt, sondern die Patienten fühlen sich unverändert fit und munter. Erst bei sehr hohen Blutdruckwerten können Kopfschmerzen, Schwindel und Ohrensausen auftreten. Die Folgen eines nicht behandelten hohen Blutdrucks sind dramatisch: Die Gefäße verkalken und verengen sich weiter, und dadurch steigt das Risiko, an einem Schlaganfall, einem Herzinfarkt oder einem Nierenleiden zu erkranken.

»Wer einen hohen Blutdruck nicht behandelt, muß mit dramatischen Folgen rechnen: verkalkte Gefäße sowie erhöhtes Risiko, einen Schlaganfall, einen Herzinfarkt oder eine Nierenentzündung zu erleiden.«

Häufigste Ursachen

Bei ungefähr 90 Prozent der Hypertoniepatienten ist die Ursache für die Erkrankung nicht zu ergründen. Man spricht in diesen Fällen von einer *essentiellen* Hypertonie. Einer *sekundären* Hypertonie liegt dagegen eine andere Grunderkrankung zugrunde.
Risikofaktoren für einen erhöhten Blutdruck sind:

- Übergewicht,
- hoher Salzkonsum,
- Rauchen,
- zuviel Alkohol,
- Streß,
- Bewegungsmangel,
- Vererbung,
- Schwangerschaft,
- Erkrankungen der Nieren oder des Herzens.

Behandlung mit Hausmitteln

Die Behandlung eines dauerhaft deutlich erhöhten Blutdrucks gehört unbedingt in die Hand eines Arztes. Er wird Ihnen sicherlich dazu raten, etwas gegen die oben aufgeführten Risikofaktoren zu tun. Das bedeutet für Sie, eventuell vorhandenes Übergewicht abzubauen, Salz, Alkohol und Zigaretten zu meiden, Streß zu reduzieren sowie sich viel an frischer Luft zu bewegen.
Mit einigen Hausmitteln können Sie die Therapie des Arztes unterstützen. Besprechen Sie jedoch mit ihm Ihr Vorhaben.

■ **Ätherische Öle.** Mit *Lavendelöl* (fein oder extra fein) können Sie leicht erhöhte Blutdruckwerte begleitend mitbehandeln.
Anwendung: Geben Sie 20 Tropfen Lavendel fein in 50 ml Pflanzenöl. Massieren Sie mit dieser Mischung regelmäßig Ihren Bauch.

■ **Knoblauch.** Knoblauch ist schon seit langer Zeit als blutdrucksenkendes Hausmittel bekannt.
Anwendung: Trinken Sie mehrmals täglich 1 Teelöffel frisch gepreßten Knoblauchsaft.

Wichtiger Hinweis

Ein diastolischer Bluthochdruck über 90 mm Hg muß vom Arzt kontrolliert werden. Ist mit diätetischen und sportlichen Maßnahmen keine Normalisierung zu erreichen, muß Ihr Arzt erwägen, ob und gegebenenfalls welche Präparate er verschreibt.

Erkältung

Typische Beschwerden

Jeder von uns kennt die ersten Anzeichen einer drohenden Erkältung: Der Hals kratzt und brennt, das Schlucken fällt schwer, die Schleimhäute sind gerötet und schwellen an. Spätestens jetzt muß man etwas unternehmen, sonst gesellen sich Kopfschmerzen, Heiserkeit, Fieber, Schnupfen und Husten hinzu, und eine massive Erkältung hat dann von uns Besitz ergriffen. Doch solch eine Infektion hat auch etwas Gutes: Unser Immunsystem braucht zwei, drei Erkältungen pro Jahr, damit es gefordert wird und seine Abwehrkräfte aufbauen kann.

Je nach Art des Virus können im Rahmen einer Erkältung folgende Symptome auftreten:

- Schnupfen (siehe Seite 214),
- Husten (siehe Seite 122),
- Heiserkeit (siehe Seite 110),
- Halsschmerzen (siehe Seite 102),
- Gliederschmerzen, Kopfschmerzen (siehe Seite 140),
- Fieber, Schüttelfrost (siehe Seite 85)
- Erschöpfung, Abgeschlagenheit (siehe Seite 83).

Vorbeugende Maßnahmen

Voraussetzung, um jeder Infektion vorzubeugen, ist ein intaktes Immunsystem. Deshalb sollten Sie vor allem vor oder in der Erkältungssaison Ihr Abwehrsystem stärken. Wählen Sie nie zu warme oder zu leichte Kleidung. Halten Sie zu bereits erkrankten Personen einen gewissen „Sicherheitsabstand". Nehmen Sie jeden Tag 1 Gramm Vitamin C zu sich.

Die Beschwerden einer Erkältung klingen nach einigen Tagen von selbst ab. Antibiotika helfen bei Erkältungen nichts, da diese meist durch Viren verursacht werden, und gegen die sind Antibiotika machtlos.

»Antibiotika helfen bei Erkältungen nichts, da diese meist durch Viren verursacht werden, und gegen diese sind Antibiotika machtlos.«

Damit aus einer an sich harmlosen Erkältung nicht schwerere Infektionen wie Lungenentzündung, Mittelohrentzündung u.a. entstehen, sollten Sie folgende Ratschläge beherzigen:

- Halten Sie sich warm, aber schwitzen Sie nicht (Ausnahme: Wenn Sie eine Schwitzkur mit heißem Tee und Bettruhe durchführen).
- Schonen Sie sich, legen Sie sich bei Fieber ins Bett.
- Trinken Sie ausreichend, damit sich der Schleim verflüssigen kann.
- Sorgen Sie in Ihrer Wohnung für ausreichend Luftfeuchtigkeit, damit die angegriffenen Atemwege nicht austrocknen.

Behandlung mit Hausmitteln

Großmutters Hausrezept: heiße Zitrone

Schon seit Generationen wird bei beginnender Erkältung die berühmte „heiße Zitrone" empfohlen. Wenn Sie noch 1 Teelöffel Apfelessig hinzugeben, verstärken Sie die Wirkung. Durch Zitrone und Apfelessig werden Sie ausreichend mit Vitaminen, vor allem mit Vitamin C, versorgt. Die Zitrone löst überdies den Schleim in den Atemwegen und erleichtert das Abhusten.

■ **Apfelessig.** Wie bei vielen Erkrankungen, spielt der Apfelessig auch als Hausmittel gegen Erkältungen eine wichtige Rolle. Er stärkt die Abwehr, aktiviert die Bildung von Antikörpern und kräftigt den gesamten Organismus. Hier das Rezept für einen „Anti-Erkältungs-Trank".
<u>Zubereitung:</u> Geben Sie 1 Eßlöffel Apfelessig, 1 Eßlöffel flüssigen Honig und etwa 500 mg Vitamin C als Brausetablette in 1 Glas lauwarmes Wasser, und rühren Sie alles gut um.
<u>Anwendung:</u> Trinken Sie die Mischung zweimal täglich.

Bewährt hat sich auch der *Essigstrumpf* nach Sebastian Kneipp.
<u>Anwendung:</u> Tränken Sie Kniestrümpfe oder Socken aus Baumwolle in einer Essigwasserlösung (Apfelessig-Wasser-Mischverhältnis 5:1). Ziehen Sie die Strümpfe ca. für 1 Stunde an. Sie sollten dies zweimal am Tag wiederholen.

■ **Ätherische Öle.** Schnelle Hilfe zur Beginn einer Erkältung verspricht folgendes Rezept.
<u>Anwendung:</u> Träufeln Sie je 1 Tropfen Lavendel, Tea-Tree und Cajeput pur auf die Handfläche. Reiben sie damit dreimal täglich die Fußsohlen ein. Dies eignet sich auch für Kinder.

■ **Grüner Tee.** Der hohe Gehalt an Vitamin C in Grünem Tee stärkt das Immunsystem, und seine Gerbstoffe unterstützen die Bakterienabwehr. Falls Sie von einer Erkältung befallen sind, sorgen Sie für eine ausreichende und kontinuierliche Zufuhr von Grünem Tee. Bei verstopfter Nase oder Stirnhöhle hat sich ein Dampfbad mit Grünem Tee bewährt.

Anwendung: 3 Eßlöffel Grüntee und etwas Kamillenblüten auf 1 Liter kochendes Wasser geben und kräftig inhalieren.

Stellt sich zudem Fieber ein, trinken Sie (neben ausreichend anderen Flüssigkeiten) kalten Grünen Tee. Bei hohem Fieber sind Wadenwickel zu empfehlen. Als „Kühlmittel" nehmen Sie gut gekühlten (Kühlschrank) Grünen Tee.

■ **Holunderblüten.** Bei Erkältungen sollten Sie viel trinken, denn der Organismus verliert (hauptsächlich durchs Schwitzen) sehr viel Flüssigkeit. Holunderblüten wirken schweißtreibend, und sie fördern vor allem die Schleimproduktion.

Zubereitung: Übergießen Sie 2 Teelöffel getrocknete Holunderblüten mit 1 Tasse kochendem Wasser, und seihen Sie den Tee sofort ab.

Anwendung: Trinken Sie mehrmals täglich 1 Tasse Tee.

■ **Kamille.** Schnupfen und Husten sind die wohl bekanntesten Beschwerden, bei denen man Kamille anwendet.

»Schnupfen und Husten sind die wohl bekanntesten Beschwerden, bei denen man Kamille anwendet.«

Bei einem *Schnupfen* ist die Kamille gut geeignet, kurzfristig Besserung zu verschaffen. Ein heißer Kamillenaufguß als Inhalationsbad läßt die Schwellung der Schleimhäute der Nase zurückgehen, der zähe Schleim in Nase und Nebenhöhlen wird flüssig und kann ablaufen; die Nase wird wieder „frei". 5 Inhalationsbäder pro Tag haben sich bewährt. Auch bei chronisch verstopfter Nase können diese Bäder Wunder wirken.

Anwendung: Übergießen Sie 2 Eßlöffel Kamillenblüten mit kochendem Wasser, und lassen Sie sie 2 Minuten ziehen. Legen Sie ein Handtuch über Ihren Kopf sowie die Schüssel, und inhalieren Sie die aufsteigenden Dämpfe. Seien Sie wegen des heißen Dampfs vorsichtig! Atmen Sie die Dämpfe so lange ein, bis sie abgekühlt sind.

»Bei hartnäckigem Husten sollte man eine mehrtägige Kamillenkur durchführen: mehrmals am Tag ein Inhalationsbad sowie ausgiebiger Genuß von Kamillentee.«

Der durch eine Infektion der Atemwege verursachte *Husten* ist meist unmittelbar durch eine Verschleimung der Atemwege bedingt. Der zähe Schleim kann nach einem Inhalationsbad viel leichter abgehustet werden; auch Kamillentee hat sich gut bewährt. Bei hartnäckigem Husten sollte eine Kamillenkur in Erwägung gezogen werden. Machen Sie mehrmals täglich ein Inhalationsbad, und trinken Sie fleißig Kamillentee – dies über mehrere Tage. Ihre Beschwerden werden bald nachlassen. Falls dies nicht der Fall ist, sollten Sie einen Arzt konsultieren, damit weitere mögliche Komplikationen ausgeschlossen werden.

Anwendung: Geben Sie in eine große Tasse 1 gehäuften Eßlöffel Kamillenblüten, und übergießen Sie diese mit heißem Wasser. Dann die Tasse abdecken (ätherische Öle sind flüchtig!) und den Tee 10 Minuten ziehen lassen. Für Kinder reicht 1/2 Eßlöffel Kamillenblüten.

■ **Knoblauch.** Bei leichten Erkältungen hat sich Knoblauch als effektives Mittel bzw. Begleittherapeutikum bewährt. Er lindert die Entzündung der Atemwege, wirkt schleimlösend und erleichtert das Abhusten.

Anwendung: Nehmen Sie bei den ersten Anzeichen einer Erkältung frischen Knoblauch zu sich, z. B. den Saft von 5 Zehen.

■ **Lindenblüten.** Ebenso wie Holunderblüten wirken auch Lindenblüten schweißtreibend.

Zubereitung: Übergießen Sie 1 Teelöffel getrocknete Blüten mit 1 Tasse heißem Wasser. Lassen Sie den Tee 15 Minuten ziehen, und gießen Sie ihn dann ab.

Anwendung: Trinken Sie mehrmals täglich 1 Tasse des Tees.

Behandlung mit Medikamenten

Bei Erkältungen von Erwachsenen und Kindern sind die im folgenden aufgeführten Präparate zu empfehlen. Säuglinge und Kleinkinder sollten ausschließlich vom Kinderarzt behandelt werden.

- *Ampferkraut* gegen Erkältungshusten,
- *Ascorbinsäure* (Vitamin C) als Zusatz zu anderen Grippemitteln,
- *Coffein* gegen die Müdigkeit,
- *Feldthymian* als Tee bei Erkältungen der oberen Atemwege,
- *Hagebutten* als Tee (enthalten viel Vitamin C),
- *Paracetamol* (schmerzlindernd und fiebersenkend),
- *Schlüsselblumenblüten* gegen Husten.

Sympathomimetika bewirken eine Schleimhautabschwellung. Als sinnvoll hat sich die Einnahme von Nasentropfen bei Schnupfen erwiesen:

- *Ephedrin* ist nur in Dosierungen unter 10 mg rezeptfrei,
- *Phenylephrin* verbessert die Nasenatmung und erleichtert den Sekretabfluß bei Nasennebenhöhlenentzündungen

Wichtiger Hinweis

Gehen Sie unbedingt zum Arzt, falls die Beschwerden nach einigen Tagen noch immer andauern. Auch wenn hohes Fieber und/oder starke Ohren- oder Halsschmerzen hinzukommen, sollten Sie unbedingt einen Arzt aufsuchen.

Schwangere Frauen, Babys und Kleinkinder sowie ältere und geschwächte Patienten sollten ebenfalls bei einer Erkältung ärztlich versorgt werden.

Erschöpfung

Typische Beschwerden

Unter Erschöpfung versteht man eine beeinträchtigte geistige und körperliche Leistungsfähigkeit. Man fühlt sich schlapp und ausgepumpt, ermüdet schnell, kann sich nicht

»Häufig treten Erschöpfungszustände nach schweren Erkrankungen auf. Der Organismus ist geschwächt, ihm fehlen Vitamine, Spurenelemente und Mineralstoffe.«

konzentrieren. Trotz Müdigkeit kann man nicht schlafen. Man ist gereizt und reagiert auf die kleinsten Vorfälle extrem aggressiv.

Oft treten auch Kopfschmerzen, Herzstiche und Druck in der Magengegend auf. Manchmal kann es sogar zu Ohnmachtsanfällen kommen. Sehr oft besteht auch eine erhöhte Anfälligkeit für Infektionen. Häufig treten Erschöpfungszustände nach schweren Erkrankungen auf. Der Organismus ist geschwächt, ihm fehlen Vitamine, Spurenelemente und Mineralstoffe.

Häufigste Ursachen

Die häufigsten Ursachen für eine Erschöpfung sind:

- Folgen einer schweren Erkrankung,
- niedriger Blutdruck,
- Streß,
- depressive Verstimmung,
- Schlafstörungen,
- falsche Ernährung,
- Mißbrauch von Alkohol, Schlaf- und Beruhigungsmitteln.

Behandlung mit Hausmitteln

■ **Ätherische Öle.** Mit dem ätherischen Öl von *Lavendel* können Sie abschalten und wieder neue Kraft schöpfen.
Anwendung: Geben Sie 6 bis 8 Tropfen Lavendel fein oder extra fein, vermischt mit 1 Eßlöffel süße Sahne, in ein Vollbad. Legen Sie sich 15 Minuten in das Wasser, und entspannen Sie sich.
Anwendung: Geben Sie 1 bis 2 Tropfen Lavendel fein auf das Kopfkissen. Das fördert den Schlaf.

■ **Knoblauch.** Sollten keine organischen Ursachen vorliegen – bitte vom Arzt abklären lassen –, können Sie Ihr All-

gemeinbefinden mit Knoblauch wieder deutlich verbessern. Er steigert die Konzentrations- und Leistungsfähigkeit, hebt Ihre Stimmung und vertreibt die Nervosität.
Anwendung: Nehmen Sie jeden Tag ausreichend (ungefähr 3 Gramm) frischen Knoblauch zu sich.

■ **Milch, Joghurt, Kefir.** Erschöpfungszustände können durch einen Vitamin-B_2-Mangel mitverusacht werden. Vor allem Konzentrationsschwäche und Kopfschmerzen sind auf ein Vitamin B_2-Defizit zurückzuführen. Milch und Milchprodukte, Joghurt, Quark, Buttermilch und Kefir enthalten sehr viel Vitamin B_2. Es übersteht das Pasteurisieren nahezu unbeschadet.
Anwendung: Trinken Sie viel Milch, oder essen Sie täglich mindestens 1 Becher Joghurt, Kefir etc.

Wichtiger Hinweis

Der Muntermacher *Coffein* ist in einigen pharmazeutischen Präparaten wie auch in einigen Pflanzen wie schwarzem Tee, Mate, der Colanuß oder Samen des Guaranastrauchs enthalten.

Fieber

Typische Beschwerden

Bei Fieber an sich handelt es sich nicht um eine Erkrankung im eigentlich Sinn, sondern um ein Symptom, das bei vielen Erkrankungen auftritt. Fieber deutet darauf hin, daß der Organismus damit beschäftigt ist, Keime (Bakterien, Viren etc.) abzutöten und aus dem Körper zu entfernen. Dabei werden bestimmte Stoffe freigesetzt, die eine Erhöhung der Körpertemperatur verursachen. Dadurch wird das „Klima" für viele Bakterien sowie Viren in unserem Körper gestört, und sie gehen zugrunde. Deshalb sollte leichtes Fieber auch nicht medikamentös ange-

> »Ein Ansteigen des Fiebers ist zumeist mit Schüttelfrost verbunden. Dagegen kündigt Schwitzen an, daß das Fieber fallen wird.«

gangen werden. Vielmehr sollten fiebersenkende Mittel erst ab 39,5 °C eingesetzt werden.

Fieber bedeutet, daß die Körpertemperatur über 38 °C ansteigt. Man kann es im Enddarm (rektal) messen – so erhält man den genauesten Wert –, aber auch unter der Zunge (labial) oder in den Achselhöhlen (axial). Bei den beiden letzteren Meßmethoden müssen 0,4 °C zum ermittelten Wert addiert werden, um die tatsächliche Körpertemperatur zu erfahren. Am späten Nachmittag erreicht das Fieber meist seinen Höchstwert. Steigt das Fieber an, ist dies meist mit Schüttelfrost verbunden. Dagegen kündigt Schwitzen an, daß das Fieber fallen wird.

Vor allem Kleinkinder bekommen manchmal ohne ersichtlichen Grund leichtere Fieberanfälle, die jedoch nach 3 bis 4 Tagen wieder verschwunden sind. Wenn das Fieber jedoch über 38,5 °C steigt, sollte ein Arzt hinzugezogen werden.

Häufigste Ursachen

Zu den häufigsten Ursachen für Fieber gehören:

- Erkältung, Grippe, Bronchitis etc.,
- Nieren- und Blaseninfektionen,
- Magen-Darm-Infekte,
- Zahnschmerzen,
- Blutvergiftung,
- Zahnen, Flüssigkeitsverlust (bei Säuglingen),
- Pseudokrupp, Infektionen wie Mumps, Masern, Windpocken (bei Säuglingen und Kleinkindern).

Vorbeugende Maßnahmen

Außer bei Kindern oder alten, geschwächten Menschen braucht Fieber erst ab 38,5 °C behandelt zu werden, doch schon bei leichter Temperaturerhöhung sollte man sich schonen und ins Bett legen. Trinken Sie viel, da der damit verbundene Flüssigkeitsverlust das Fieber noch mehr in die Höhe klettern läßt. Fiebrige Kinder sollte man im Bett nicht zu warm mit Decken einpacken, damit es keinen Wärmestau gibt.

Behandlung mit Hausmitteln

Großmutters Hausrezept: Wadenwickel

Das wohl älteste Hausmittel zur Fiebersenkung sind Wadenwickel. Sie tun gut und verhindern, daß das Fieber zu sehr ansteigt – vor allem bei Kindern. Tauchen sie 2 Leintücher in Wasser mit Zimmertemperatur, und drücken Sie die Leintücher anschließend gut aus. Danach werden die Tücher um die Unterschenkel des Patienten gelegt und mit einem trockenen Tuch abgedeckt. Den Wickel sollte man alle 5 bis 10 Minuten wechseln. Legen Sie nach dreimaligem Wechsel eine mehrstündige Pause ein.

■ **Fußbad.** Zu Beginn von Fieber hilft manchmal ein Fußbad. Das Wasser sollte hierbei anfangs Körpertemperatur haben. Innerhalb von 10 Minuten schütten Sie so viel warmes Wasser hinzu, daß sich die Wassertemperatur auf 39 °C erhöht. Geben Sie einige Tropfen des ätherischen Öls von Fichtennadeln oder Eukalyptus ins Wasser, das erfrischt. Nach dem Fußbad müssen die Beine gut abgetrocknet werden.

■ **Apfelessig.** Ein Essigstrumpf nach Sebastian Kneipp hat sich bei Fieber sehr bewährt.
Anwendung: Tränken Sie Kniestrümpfe oder Socken aus Baumwolle in einer Essigwasserlösung (Apfelessig-Wasser-Mischverhältnis 5:1). Ziehen Sie die Strümpfe für jeweils 1 Stunde an. Sie sollten dies zweimal am Tag wiederholen.

■ **Ätherische Öle.** Für einen ruhigen Schlaf bei Fieber sorgen die ätherischen Öle von Eukalyptus, Lavendel und Orange.

» Der hohe Gehalt an Vitamin C im Grünen Tee stärkt das Immunsystem, und die Gerbstoffe des Tees unterstützen die Bakterienabwehr. «

Anwendung: Geben Sie wenige Tropfen eines der Öle auf Ihr Kopfkissen, oder verreiben Sie das Öl auf Ihrer Brust.

■ **Grüner Tee.** Der hohe Gehalt an Vitamin C im Grünen Tee stärkt das Immunsystem, und die Gerbstoffe des Tees unterstützen die Bakterienabwehr. Bei Fieber sollten Sie Ihr Flüssigkeitsreservoir mit kaltem Grünem Tee auffüllen. Bei hohem Fieber sind Wadenwickel zu empfehlen. Als „Kühlmittel" nehmen Sie gut gekühlten (Kühlschrank) Grünen Tee.

■ **Holunderblüten.** Sie wirken schweißtreibend und stärken so die Abwehrkräfte.

Anwendung: Übergießen Sie 2 Teelöffel Blüten mit 1 Tasse kochendem Wasser, und seihen Sie den Tee sofort ab. Trinken Sie mehrmals täglich 1 Tasse des Tees.

■ **Kamille.** Kamille dämpft Entzündungen. Mit einem Tee daraus können Sie gleichzeitig Ihren Flüssigkeitshaushalt wieder normalisieren.

Zubereitung: Geben Sie in eine große Tasse 1 gehäuften Eßlöffel Kamillenblüten, und übergießen Sie diese mit heißem Wasser. Dann die Tasse abdecken (ätherische Öle sind flüchtig!) und den Tee 10 Minuten ziehen lassen. Für Kinder reicht 1/2 Eßlöffel Kamillenblüten.

Anwendung: Trinken Sie täglich 3 bis 4 Tassen Tee.

■ **Lindenblüten.** Auch Lindenblüten wirken schweißtreibend. Ein Tee aus ihnen eignet sich gut für Kinder.

Anwendung: Übergießen Sie 1 Teelöffel Blüten mit 1 Tasse heißem Wasser. Lassen Sie den Tee 15 Minuten ziehen, und gießen Sie ihn dann ab. Trinken Sie mehrmals täglich 1 Tasse des Tees.

Medikamentöse Behandlung

Gegen Fieber helfen:

▶ *Acetylsalicylsäure* (ASS), die außerdem schmerzlindernd wirkt.

▶ *Ibuprofen* gegen Schmerzen, außerdem entzündungshemmend und fiebersenkend. Kinder dürfen nicht ohne ärztlichen Rat damit behandelt werden. In höheren Dosierungen besteht Verschreibungspflicht.

- *Paracetamol* hat neben der fiebersenkenden auch eine schmerzlindernde Wirkung.
- *Phenazon* wirkt zusätzlich entzündungshemmend.
- *Propyphenazon* wirkt ebenfalls schmerzlindernd, fiebersenkend und entzündungshemmend.

Häufig angebotene Mittel sind Kombinationen aus ASS, Paracetamol und Coffein.

Wichtiger Hinweis

Wenn das Fieber bei Erwachsenen auf über 39,5 °C steigt, sollte man unbedingt ärztlichen Rat einholen. Auch wenn Kopfschmerzen oder starke Gliederschmerzen hinzukommen, sollten Sie den Arzt rufen. Tritt das Fieber nach einer Reise in die Tropen auf, müssen Sie sofort einen Facharzt konsultieren.

Frostbeulen → Erfrierungen

Furunkel

Typische Beschwerden

Unter Furunkeln versteht man plötzlich auftretende, weiche, entzündete Knötchen, die tief unter der Haut lokalisiert sind und deutliche Schmerzen verursachen können. Häufig findet man sie um eine Haarwurzel in der Region von Nacken, Brust, Gesicht oder Gesäß. Meist öffnen sich Furunkel nach einiger Zeit von allein, und Eiter fließt dann ab. Eventuell bleibt eine Narbe zurück. Keinesfalls sollten Furunkel aufgeschnitten werden, da sich die Infektion sonst auf das umliegende Gewebe ausdehnen könnte.

Achtung!

Furunkel im Gesicht niemals ausdrücken! Die Bakterien könnten auf diese Weise ins Gehirn gelangen und so zu äußerst schwerwiegenden Komplikationen führen.

Häufigste Ursachen

Die häufigste Ursache eines Furunkels ist eine Bakterieninfektion – meist durch Staphylokokken –, die zu einer Entzündung des Gewebes rund um eine Haarwurzel führt. Begünstigt wird die Entstehung eines Furunkels durch einen schlechten körperlichen Allgemeinzustand und mangelnde Hygiene.

Behandlung mit Hausmitteln

■ **Apfelessig.** In der Kombination mit Kartoffel- oder Maismehl kann man durch Apfelessig einen Furunkel aufweichen, und er entleert sich dann schneller. Der Apfelessig übernimmt in dieser Kombination die Rolle des Entzündungshemmers sowie Keimtöters und verhindert so, daß der Eiter tiefer in Gewebe eindringt.

<u>Anwendung:</u> Legen Sie Kompressen mit Apfelessig und Mais- oder Kartoffelmehl für etwa 30 Minuten auf den Furunkel.

■ **Ätherische Öle.** Furunkel können gut mit Hilfe von Thymian-, Lavendel-, Kamillen-, Eukalyptus- oder Kiefernnadelöl behandelt werden. Am besten eignet sich aber Teebaumöl: Es dringt intensiv durch die Haut und gelangt so ideal bis zum Infektionsherd, wo es seine anti-entzündliche Wirkung voll entfalten kann. Teebaumöl zersetzt auch den sich unter der Haut befindenden Eiter und wirkt demzufolge besonders schnell sowie effektiv.

<u>Anwendung:</u> Geben Sie ein paar Tropfen Teebaumöl auf einen Wattebausch, und betupfen Sie damit mehrmals pro Tag die infizierte Hautstelle.

<u>Anwendung:</u> Geben Sie 3 Tropfen Thymianöl in 1 Tasse lauwarmes, zuvor abgekochtes Wasser. Betupfen Sie die betroffene Körperpartie mit dieser Mischung. Wiederholen Sie dies zwei- bis dreimal täglich.

Achtung!

Sie können die Mischung nicht aufbewahren, denn das ätherische Öl verdunstet sehr schnell!

Medikamentöse Behandlung

Mit einer sogenannten *Zugsalbe* (Ichthyolsalbe) unterstützen und beschleunigen Sie die Entleerung des Furunkels. Die mit einem Furunkel meist einhergehende Schwellung läßt sich mit *Arnikasalben* bekämpfen.

Wann zum Arzt?

Wenn mehrere Furunkel gleichzeitig auftreten, wenn Sie immer wieder Furunkel haben, wenn die Furunkel im Gesicht lokalisiert sind, schlecht heilen oder mit Fieber einhergehen, sollten Sie einen Arzt aufsuchen.

Fußpilz

Häufigste Ursachen

Der Fußpilz gehört zu den am meisten verbreiteten Hauterkrankungen. Ursächlich für ihn sind verschiedene Erreger, beispielsweise Fadenpilze (Dermatophyten) oder Hefepilze (Candida), die als Schmarotzer von Haut und Haaren leben. Schweißnasse Füße und geschlossene Schuhe bilden ihren idealen Lebensraum.

Die größte Gefahr lauert in Badanstalten und in den Whirlpools von Fitneß-Centern. Deshalb sollten Sie dort immer Badeschuhe tragen und nach dem Baden die desinfizierende Fußdusche benutzen. Auch in Teppichböden von Hotelzimmern lauert die Fußpilzgefahr. Dort sollten Sie nie barfuß laufen, sondern zumindest Socken tragen.

Achtung!

Fußpilz ist extrem ansteckend!

Der Fußpilz äußert sich durch Rötung und Schuppung an den Fußsohlen und zwischen den Zehen. Dazu kommt ein unangenehmer Juckreiz.

Behandlung mit Hausmitteln

■ **Ätherische Öle.** Mit Teebaumöl besitzt man ein sehr wirksames Mittel gegen den lästigen Fußpilz. Es wirkt stark fungizid, d.h. es tötet Pilze ab.

Anwendung: Geben Sie für ein Fußbad 5 bis 10 Tropfen Teebaumöl in eine Schüssel mit warmem Wasser. Praktizieren Sie dieses Fußbad über mehrere Monate.
Anwendung: Reiben Sie den befallenen Fuß 2- bis 3mal täglich mit Teebaumöl ein.

■ **Knoblauch.** Auch frischer Knoblauch wirkt gegen Pilze und kann deshalb gegen Fußpilz eingesetzt werden.
Anwendung: Reiben Sie die betroffenen Stellen – vor allem die Zehenzwischenräume – mit frisch ausgepreßten Knoblauchzehen ein.

Medikamentöse Behandlung

Eine Fußpilzbehandlung ist langwierig und erfordert Geduld. Am besten haben sich Imidazole erwiesen, die über ein großes Wirkspektrum verfügen:

- *Bifonazol,*
- *Clotrimazol,*
- *Econazol,*
- *Ketoconazol,*
- *Miconazol,*
- *Tioconazol.*

Gut zu wissen

Beim Fußpilz handelt es sich um eine hartnäckige Erkrankung, die über längere Zeit (mehrere Wochen) konsequent behandelt werden muß.

Außerdem eignen sich zur Fußpilzbehandlung Mittel mit folgenden Substanzen:

- *Naftifin* mit breitem Wirkspektrum,
- *Salbeifluidextrakt* (seine antimikrobiell und pilzhemmende Wirkung ist wissenschaftlich allerdings nicht belegt),
- *Tolnaftat* bei Fadenpilzen, den sogenannten Dermatophten. Bei Hefe- und Schimmelpilzen ist diese Substanz unwirksam. Vor Behandlungsbeginn sollte der Erreger des Fußpilzes daher genau bekannt sein.

Wann zum Arzt?

Ein Fußpilz muß immer vom Arzt behandelt werden. Sie können jedoch vor allem im frühen Erkrankungsstadium mit Hausmitteln gute Erfolge erzielen. Sprechen Sie sich jedoch mit Ihrem Arzt ab!

Gallenbeschwerden, Gallenkolik, Gallensteine

Typische Beschwerden

In der Galle wird die von der Leber produzierte Gallenflüssigkeit zwischengelagert, welche für die Fettverdauung im Darm benötigt wird. Während der Verdauung zieht sich die Gallenblase zusammen und preßt auf diese Weise die Gallenflüssigkeit in den Darm. Die in der Gallenflüssigkeit enthaltenen Gallensäuren bauen die Nahrungsfette so weit ab, daß diese von der Dünndarmschleimhaut aufgenommen werden und ins Blut gelangen können.

Gallenbeschwerden äußern sich durch Schmerzen im rechten Oberbauch und treten meist nach einer fettreichen Mahlzeit auf. Ist die Gallenblase überdehnt, oder sind die Gallengänge so verkrampft, daß keine Gallenflüssigkeit mehr hindurchgelangt, kann es zu Gallenkoliken kommen. Deren Ursache sind in den meisten Fällen Gallensteine, welche die Gallengänge verlegen. Sie bilden sich, wenn Bestandteile der Gallenflüssigkeit zusammenklumpen und verhärten. Gallensteine bestehen aus Cholesterin, Kalzium und/oder Gallenfarbstoffen. Viele Menschen haben Gallensteine, ohne dies je bemerkt zu haben. Verstopfen sie jedoch die Gallengänge, treten oft heftige Schmerzen auf (Koliken), die tagelang andauern und von Erbrechen, Fieber, Schweißausbrüchen und Kreislaufbeschwerden begleitet werden können.

»Gallenbeschwerden äußern sich durch starke Schmerzen im rechten Oberbauch und treten meist nach einer fettreichen Mahlzeit auf.«

Häufigste Ursachen

Die häufigsten Ursachen von Gallenbeschwerden sind:

- erbliche Veranlagung,
- Übergewicht,
- zu fette und eiweißreiche Ernährung,
- Leberentzündungen.

Vorbeugende Maßnahmen

Wenn Sie hinsichtlich Gallenbeschwerden bereits erblich belastet sind, sollten Sie weitere Risikofaktoren unbedingt meiden. Das bedeutet:

- Übergewicht reduzieren;
- zu fette, zu scharf gebratene oder blähende Kost meiden; essen Sie lieber mehrmals täglich kleine Mahlzeiten als einmal eine große;
- Alkoholkonsum verringern. Verzichten Sie auf Magenbitter und Coffein.

Behandlung mit Hausmitteln

Großmutters Hausrezept: Milch

Schon viele frühere Generationen wußten, daß 1 Glas Milch, vor dem Schlafengehen getrunken, vor Gallensteinen schützt. Die Milch regt die Gallenblase zur Entleerung an, und so können sich keine Kristalle bilden, die später zu Gallensteinen werden.

Durch Hausmittel können Sie bei Gallenblasenbeschwerden die ärztliche Behandlung unterstützen.

■ **Apfelessig.** Mit Apfelessig kann man Gallensteine bekämpfen. Aus Süditalien stammt bei Gallenbeschwerden folgende dreitägige Apfelessigkur.

Zubereitung: Geben Sie 1 Liter Apfelsaft, 1/2 Liter kaltgepreßtes Olivenöl und 1/4 Liter Apfelessig in eine Flasche, und schütteln Sie alles gut um.

Anwendung: Trinken Sie am 1. Tag 4 Gläser dieser Mischung (vor dem Eingießen gut schütteln!), und essen Sie dazu 3 Äpfel. Außerdem dürfen Sie noch 2 bis 3 Liter naturreinen Apfelsaft trinken. Am 2. Tag trinken Sie die Hälfte der übrigen Mischung, verteilt über den Tag; dazu gibt es wieder dieselben Mengen Äpfel und Apfelsaft. Am 3. Tag trinken Sie die restliche Mischung. Mittags dürfen Sie dann einen großen Rohkostsalat zu sich nehmen, abends gibt es ein Gemüsegericht.

■ **Ätherische Öle.** Pfefferminzöl unterstützt den Heilungsprozeß.
Anwendung: Geben Sie einige Tropfen Pfefferminzöl auf ein Stück Zucker, und essen Sie dieses. Wiederholen Sie dies zweimal täglich.
■ **Löwenzahn.** Ein Tee aus frischem Löwenzahnwurzel reguliert den Gallenfluß.
Zubereitung: Kochen Sie 2 Teelöffel Löwenzahnwurzel samt Kraut mit 1/4 Liter Wasser 1 Minute lang auf, und seihen Sie den Tee nach 10 Minuten ab.
Anwendung: Trinken Sie täglich 2 Tassen des ungesüßten Tees.

Behandlung mit Medikamenten

Erkrankungen der Galle müssen unbedingt vom Arzt diagnostiziert und behandelt werden. Sie sollten sie nicht selbst behandeln.

Wichtiger Hinweis

Bei einer Gallenkolik sollte stets ein Arzt gerufen werden. Bis zu dessen Eintreffen sollte sich der Patient flach hinlegen. Machen Sie keine warme Auflage, da Wärme die Entzündung noch begünstigt.

Gastritis → Magenschleimhautentzündung

Gefäßverkalkung → Arterienverkalkung

Gelenkentzündung (Arthritis)

Typische Beschwerden

Als Arthritis bezeichnet man die Entzündung eines Gelenks oder verschiedener Gelenkteile. Es kommt zu ihr, weil das Körpergewebe auf bestimmte bakterielle, virale, chemische, thermische oder mechanische Reize reagiert und dabei sogenannte Entzündungfaktoren freigesetzt werden. Die typischen Zeichen einer Gelenkentzündung sind lokale Rötung, Schwellung, Überwärmung, Funktionsbeeinträchtigung und natürlich Schmerzen.

Wichtiger Hinweis

Grob läßt sich die Arthritis in zwei Formen einteilen: die akute und die chronische Arthritis. Erstere beginnt plötzlich und verläuft relativ schnell. Dagegen verzeichnet man bei der chronischen Arthritis einen langwierigen Krankheitsverlauf.

Vorbeugende Maßnahmen

Die chronische Gelenkentzündung gilt als typische Folge einer zu eiweißhaltigen Ernährung, bei der sich Stoffwechselschlacken im Gelenk ablagern. Da der Organismus diese Schlacken nur sehr langsam oder überhaupt nicht abbauen kann, entzündet sich das Gewebe mit den oben beschriebenen Symptomen. Deshalb sollten Sie bei Verdacht auf eine Arthritis Ihre Ernährungsgewohnheiten drastisch umstellen: Setzen Sie mehr Gemüse auf Ihren Speiseplan, und verkleinern Sie die Fleischportionen deutlich. Bauen Sie Übergewicht ab – das schont die Gelenke –, und meiden Sie Alkohol.

Behandlung mit Hausmitteln

Chronische Gelenkentzündungen sind nicht heilbar. Naturheilmittel, aber auch Medikamente besitzen folglich nur einen vorbeugenden Effekt und lindern die Beschwerden einer chronischen Arthritis.

■ **Apfelessig.** Gelenkschmerzen lindert der Apfelessig-Honig-Cocktail.

Zubereitung: Vermischen Sie 1 Glas lauwarmes Wasser, 2 Teelöffel Apfelessig und 2 Teelöffel flüssigen Honig gut miteinander.

Anwendung: Trinken Sie über einen langen Zeitraum 2 Gläser pro Tag.

Ist das Gelenk akut entzündet, versorgen Sie es täglich mit einem kalten Apfelessig-Wickel. Chronische Gelenkentzündungen sollten Sie mit mindestens einem warmen Apfelessig-Wickel pro Woche bekämpfen

■ **Eichenrinde.** Eine Tinktur aus Eichenrinde lindert die Schmerzen einer Gelenkentzündung.

Zubereitung: Füllen Sie ein verschließbares Gefäß zur Hälfte mit der getrockneten Eichenrinde, und gießen Sie mit Alkohol (Wodka) auf. Lassen Sie die Tinktur an einem warmen dunklen Ort stehen, schütteln Sie sie zweimal täglich. Nach 2 Wochen gießen Sie die Tinktur um und stellen sie kalt.

Anwendung: Nehmen Sie dreimal täglich 1 Teelöffel der Eichenrindentinktur ein.

Wichtiger Hinweis

Bei einer Gelenkentzündung sollten Sie den Arzt aufsuchen. Die Behandlung erstreckt sich auf die Schmerzlinderung einerseits und Entzündungshemmung andererseits (siehe auch „Degenerative Gelenkerkrankung", Seite 52).

Wann zum Arzt?

Falls die Gelenke plötzlich anschwellen, schmerzen oder sich steif anfühlen, sollten Sie unverzüglich einen Arzt aufsuchen.

Gerstenkorn

Unter einem Gerstenkorn (Hordeolum) versteht man eine stark schmerzende und druckempfindliche Entzündung der Schweiß- und Talgdrüsen der Augenlider. Manchmal liegt sogar eine eitrige Entzündung vor. Von der Schwellung ist in den meisten Fällen das ganze Lid betroffen. Die häufigste Ursache eines Gerstenkorns ist eine Infektion mit Bakterien (Staphylokokken).

Das Gerstenkorn verschwindet meist von selbst und muß in der Regel nicht behandelt werden, doch können Sie die Reifung und Öffnung des Gerstenkorns durch einige Hausmittel beschleunigen.

Achtung!

Trotz des permanenten Juckreizes dürfen Sie keinesfalls kratzen oder reiben. Dies würde die Schwellung nur verstärken.

Behandlung mit Hausmitteln

■ **Ätherische Öle.** Gegen den Juckreiz und die Schwellung hilft Teebaumöl.

Anwendung: Geben Sie 2 Tropfen des Öls auf ein Wattestäbchen, und tupfen Sie damit ganz leicht das obere Lid ab. (Vorsicht: Bringen Sie kein Öl ins Auge!)

■ **Kamille.** Warme Kamillekompressen beschleunigen den Heilungsprozeß.

Anwendung: Legen Sie die Kompresse viermal täglich 10 bis 15 Minuten lang auf das geschlossene Auge.

Behandlung mit Medikamenten

Rezeptfreie Präparate zur speziellen Gerstenkornbehandlung gibt es nicht.

Wichtiger Hinweis

Gehen Sie zum Augenarzt, wenn ein Gerstenkorn starke Schmerzen verursacht, sich nicht von alleine öffnet oder das Sehvermögen beeinträchtigt ist.

Geschwüre → Abszeß

Gicht

Typische Beschwerden

Bei der Gicht handelt es sich um eine ernährungsbedingte Erkrankung, wobei die Vererbung eine gewisse Rolle spielt. Sie betrifft hauptsächlich Männer im mittleren Alter. Eine erhöhte Harnsäurekonzentration im Blut führt dazu, daß sich Harnsäurekristalle in bestimmten Gelenken ablagern. Zu den bevorzugten gehören die Gelenke von Großzehe, Knie, Finger und Ellenbogen.

Was ist Harnsäure?
Beim Abbau von Purinen, die hauptsächlich in Fleisch (vor allem in Innereien) und in Hülsenfrüchten enthalten sind, entsteht im Körper Harnsäure. Normalerweise liegt der Harnsäurespiegel im Blut unter 7 mg/dl. Bei Werten darüber sollte an eine Umstellung der Ernährung gedacht werden.

Ein akuter Gichtanfall tritt meistens nachts auf und ist mit erheblichen Schmerzen, Schwellung, Rötung und Erwärmung des betroffenen Gelenks verbunden. In schweren Fällen kann auch Fieber hinzukommen. Wird keine Behandlung eingeleitet, wiederholen sich die Anfälle, wobei die Schmerzen und die Dauer der Anfälle zunehmen. Die Harnsäurekristalle werden immer größer und vom Gewebe eingekapselt. Dadurch bilden sich die typischen Gichtknoten, und später verformen sich die Gelenke. Die Harnkristalle können sich auch in der Niere ablagern und dort schwere Schäden verursachen.

» Wird bei einem akuten Gichtanfall keine Behandlung eingeleitet, wiederholen sich die Anfälle, wobei die Schmerzen und die Dauer der Anfälle zunehmen. «

Häufigste Ursachen

Die häufigsten Ursachen einer Gicht sind:

- geschlechtsspezifisch männlich,
- Übergewicht,
- Therapie mit harntreibenden Mitteln,
- Nierenfunktionsstörungen,
- Enzymmangel,
- bestimmte Nahrungsmittel.

Behandlung mit Hausmitteln

■ **Ernährungsumstellung.** Wenn bei Ihnen Gicht festgestellt wurde, sollten Sie unbedingt Ihre Ernährung umstellen. Trinken Sie viel – mindestens 2 Liter täglich –, und verzichten Sie total auf Alkohol. Führen Sie eine purinarme Diät durch, d.h. essen Sie nur wenig oder gar keine Innereien, Fleischgerichte, Meeresfrüchte, Mayonnaise, Hülsenfrüchte und Pilze. Entfernen Sie bei Fleisch, Fisch und Geflügel immer die Haut, die besonders purinreich ist. Bauen Sie eventuelles Übergewicht ab, doch gehen Sie dabei langsam vor, denn starkes Fasten kann einen Gichtanfall auslösen.

■ **Sellerie.** Mit einem Aufguß aus Sellerie können Sie den Harnsäurespiegel senken.

Anwendung: Geben Sie 2 Teelöffel geraspelte Sellerie 10 Minuten lang in kochendes Wasser, seihen Sie den Aufguß ab, und trinken Sie ihn dreimal täglich.

Achtung!

Wenn Ihnen Ihr Arzt ein Colchicin-Präparat verschrieben hat, dürfen sie keine pflanzlichen Arzneimittel anwenden!

Behandlung mit Medikamenten

Rezeptfreie Medikamente sind nicht verfügbar.

Wann zum Arzt?

Suchen Sie einen Arzt auf, wenn die Beschwerden länger als 3 Tage anhalten oder Fieber bzw. Schüttelfrost dazukommen.

Gürtelrose

Typische Beschwerden

Nach einer Windpockenerkrankung verbleiben die auslösenden Viren im Körper – meist ohne weitere Probleme zu bereiten. Doch manchmal werden die Viren nach Jahren wieder aktiv, und es entwickelt sich eine Gürtelrose (Herpes zoster). Sie beginnt meist mit Schmerzen an einer Stelle der Haut, überwiegend im Gürtelbereich. Später bilden sich dann Bläschen, die eine helle bis gelbliche Flüssigkeit enthalten. Die befallenen Hautbereiche schwellen an und werden extrem berührungsempfindlich. Besonders unangenehm sind die bei einer Gürtelrose auftretenden, oft unerträglichen Nervenschmerzen, die durch eine Nervenentzündung, ausgelöst durch den Herpes-zoster-Virus, verursacht werden.

Wichtiger Hinweis

Sie sollten auf jeden Fall einen Arzt aufsuchen, wenn Sie an einer Gürtelrose erkrankt sind. Er kann die Infektion zwar nicht heilen, aber die Schmerzen und die Entzündung lindern.

Behandlung mit Hausmitteln

■ **Apfelessig.** Apfelessig enthält viel Kalium. Damit stärkt er das Nervensystem und kann eventuell einen erneuten Angriff der Viren verhindern. Außerdem können die antiseptischen Inhaltsstoffe des Apfelessigs einer Vereiterung der Bläschen vorbeugen. Apfelessig lindert den Juckreiz, reduziert die Schmerzen und fördert den Heilungsprozeß.

Anwendung: Geben Sie Packungen aus Apfelessig und Kartoffelmehl auf die befallenen Hautbereiche, das lindert den Juckreiz.

Anwendung: Geben Sie unverdünnten Apfelessig direkt auf die betroffenen Hautareale.

Achtung!

Besprechen Sie mit Ihrem Arzt, daß Sie ätherische Öle einsetzen möchten.

■ **Ätherische Öle.** Verschiedenen ätherische Öle unterstützen die medikamentöse Behandlung. Gute Erfolge wurden mit Lavendel-, Kamillen- und Eukalyptusöl erzielt. Seit einiger Zeit wird auch für Teebaumöl ein positiver Effekt beschrieben.
Anwendung: Tupfen sie eine 20%ige Lösung des jeweiligen ätherischen Öls mit einem Wattebausch 3- bis 4mal täglich leicht auf die entzündeten Hautstellen.
Anwendung: Legen Sie einen leichten Verband an, den Sie mit einer 20%igen Teebaumlösung beträufeln. Wechseln Sie diesen Verband 2- bis 3mal täglich.

Behandlung mit Medikamenten

Eine Selbstbehandlung ist nicht möglich.

Halsschmerzen

Häufigste Ursachen, typische Beschwerden

Eine Hals- oder Rachenentzündung (Pharyngitis) kann sich auf dem Boden einer ausgetrockneten, entzündeten Rachenschleimhaut entwickeln. Meist tritt sie jedoch als Vorbote einer Erkältung auf. Deshalb werden Halsschmerzen in 90 Prozent aller Fälle auch durch Viren ausgelöst (für eine Mandelentzündung – siehe Seite 167 – sind dagegen in 50 bis 60 Prozent bakterielle Erreger verantwortlich). Begünstigt wird eine Halsentzündung durch feuchtkalte Witterung, Zugluft, Zigarettenrauch und Alkohol. Charakteristische Symptome einer Rachenentzündung sind brennende, kratzende Schmerzen im Hals, Schluckbeschwerden, leicht erhöhte Temperatur und manchmal auch Kopfschmerzen.

Vorbeugende Maßnahmen

Am wichtigsten ist, bereits bei den ersten Anzeichen die Stimme zu schonen, indem Sie möglichst wenig sprechen und den Hals warm halten. Dazu eignen sich Seiden- und Baumwolltücher oder ein Wollschal. Nicht nur Halsschmerzen, sondern allen Erkältungskrankheiten können Sie durch eine gesunde Ernährung vorbeugen. Durch reichliche Zufuhr von Vitamin C, Zink und anderen Nährstoffen halten Sie Ihr Immunsystem in Schwung, das dann mit den Erregern leichter fertig wird.

Sobald Sie die ersten Symptome bemerken, müssen Sie die gereizte Rachenschleimhaut schonen! Das bedeutet: nicht rauchen, verrauchte Räume meiden, für feuchte Raumluft sorgen und die Stimme schonen. Damit die bei einer Rachenentzündung meist trockene Rachenschleimhaut wieder feucht wird, sollten Sie viel trinken. Dazu eignen sich vor allem Kamillen- und Salbeitee. Sie stillen den Reiz, lindern die Schmerzen und wirken abschwellend. Auch heiße Milch mit Honig wirkt hier wahre Wunder.

»Beim Auftreten der ersten Symptome müssen Sie die gereizte Rachenschleimhaut unbedingt schonen! Das bedeutet: nicht rauchen, verrauchte Räume meiden, für feuchte Raumluft sorgen und die Stimme schonen.«

Behandlung mit Hausmitteln

Großmutters Hausrezept: Halswickel mit Quark

Quark wirkt abschwellend und schmerzlindernd. Geben Sie den Quark auf ein Leinentuch mit der Länge des halben Halsumfangs. Der Quark sollte bei Erwachsenen 5 bis 10 mm dick aufgetragen werden, bei Kindern höchstens 5 mm. Warten Sie ab, bis der Wickel Zimmertemperatur angenommen hat. Legen Sie ihn dann um den Hals, geben Sie ein dünnes Stofftuch darüber, und befestigen Sie den Wickel mit einem Schal. Entfernen Sie den Wickel nach etwa 1 bis 3 Stunden.
Übrigens: Statt Quark können Sie auch Senfmehl verwenden!

Gut zu wissen

Die antibakteriellen und beruhigend wirkenden Inhaltsstoffe der Eukalyptus-Gurgellösung helfen nicht nur gegen Halsschmerzen. Auch Zahnfleischentzündungen lassen sich damit schnell linden.

■ **Apfelessig.** Hilfreich bei einer Rachenentzündung ist das Gurgeln mit verdünntem Apfelessig, dessen antibakterielle Wirkung hier im Vordergrund steht.
Anwendung: Gurgeln Sie bei akuter Entzündung stündlich mit einer lauwarmen Lösung aus 25 ml Apfelessig in 75 ml lauwarmem Wasser. Spucken Sie die Apfelessiglösung nach dem Gurgeln wieder aus.
Anwendung: Machen Sie einen feuchtwarmen Apfelessig-Halswickel. Geben Sie dazu 3 Eßlöffel Apfelessig in heißes Wasser, in das Sie ein Handtuch eintauchen. Wringen Sie es aus, und legen Sie es sich um den Hals.

■ **Ätherische Öle.** Auch die Teebaumöle sowie Eukalyptus wirken antibakteriell und antiviral. Sie regenerieren die Schleimhaut und regulieren die Schleimproduktion. Empfehlenswert ist die Anwendung in Gurgellösungen.
Zubereitung: Bereiten Sie sich eine Mischung aus folgenden ätherischen Ölen zu: 100 ml Hydrolat (Tea-Tree, Salbei oder Pfefferminz), je 5 Tropfen Tea-Tree, Lavendel und Pfefferminze, 3 Tropfen Zitrone, 1 Tropfen Thymian.
Zubereitung für Kinder: Hier empfiehlt sich eine Mischung aus 100 ml Hydrolat (Cajeput), 5 Tropfen Tea-Tree, 7 Tropfen Cajeput, 7 Tropfen Zitrone.
Anwendung: Geben Sie 1 Teelöffel der Mischung in ein halbes Glas lauwarmes Wasser. Gurgeln Sie mit der Lösung mehrmals täglich 1 bis 2 Minuten; anschließend die Lösung ausspucken.
Zubereitung: Vermischen Sie 1 Tropfen Eukalyptus, 1 Tropfen Zitrone und 3 Tropfen Schopflavendel.
Anwendung: Geben Sie diese Mischung in ein halbes Glas Wasser. Gurgeln Sie mit der Lösung mehrmals täglich, und spucken Sie sie jeweils anschließend wieder aus.

■ **Grüner Tee.** Rasche Linderung von Halsschmerzen verspricht auch der Grüne Tee mit seinen abschwellenden und entzündungshemmenden Inhaltsstoffen wie Vitamin C, Gerbstoffe und Flavonoide.
Zubereitung: Zum Gurgeln sollten Sie sich einen starken

Grünen Tee kochen. Dazu übergießen Sie 2 gehäufte Teelöffel mit heißem, aber nicht mehr kochendem Wasser. Dann lassen Sie den Tee 10 Minuten ziehen. Seihen Sie anschließend den Tee ab, und lassen Sie ihn auf eine zum Gurgeln angenehme Temperatur abkühlen. 2 Tropfen Teebaumöl verstärken die Heilwirkung des Grünen Tees.
Anwendung: Bei Entzündungen im Rachenraum sollten Sie mehrmals täglich mit Grünem Tee gurgeln.

■ **Zwiebel.** Die Zwiebel wird seit vielen tausend Jahren nicht nur als Nahrungs- und Würzmittel, sondern auch als Heilpflanze geschätzt. Gegen Halsschmerzen hat sich Zwiebelmilch bewährt.
Zubereitung: Hobeln Sie 1 kleine Zwiebel fein, geben Sie sie zusammen mit 1 Tasse Milch in einen Topf, und lassen Sie das Ganze auf kleiner Stufe etwa 5 Minuten leicht kochen. Wenn die Milch auf eine zum Trinken angenehme Temperatur abgekühlt ist, seihen Sie sie ab. Geben Sie dann 1 Teelöffel in die Milch.
Anwendung: Trinken Sie täglich 1 Glas Zwiebelmilch.

Gut zu wissen

Wenn die Atemwege stark verschleimt sind, ersetzen Sie die Milch besser durch Wasser.

Behandlung mit Medikamenten

In der Apotheke können Sie fertige Gurgellösungen und Lutschpastillen auf Kräuterbasis mit oder ohne Vitaminzusatz kaufen. Sie sollten allerdings darauf achten, daß Sie immer Lutschbonbons ohne Zuckerzusatz nehmen.
Außerdem bieten sich folgende Substanzen an:

- *Antiseptika* wie Acriflaviniumchlorid, Hexetidin;
- *Benzalkoniumchlorid* etc., da 90 Prozent der Halsschmerzen von Viren begleitet sind;
- *ätherische Öle* wie Eukalyptusöl, Cineol, Thymianöl etc. in Lutschpastillen lindern die Schmerzen und regen den Speichelfluß an, so daß der Hals vor Austrocknung bewahrt wird;
- *Lokalanästhetika* wie Benzocain oder Lidocain lindern die Schmerzen;
- *Lokalantibiotika* wie Thyrothricin oder Gramicidin wir-

ken nur antibakteriell, bei virusbedingten Halsschmerzen sind sie wirkungslos.

Wichtiger Hinweis Einfache Halsschmerzen können Sie gut selbst behandeln. Kommen jedoch starke Kopf- und Gliederschmerzen und/oder hohes Fieber hinzu, müssen Sie unbedingt einen Arzt oder Heilpraktiker aufsuchen!

Hämorrhoiden

Typische Beschwerden

Hämorrhoiden gehören bei uns zu den gesundheitlichen Tabuthemen. Keiner spricht gern über dieses Leiden, obwohl Frauen und Männer häufig davon betroffen sind. Vor allem während der Schwangerschaft bleibt kaum eine Frau davon verschont.

Bei Hämorrhoiden handelt es sich um Venenerweiterungen in der Schleimhaut von Anus oder Rektum (Enddarm). *Innere Hämorrhoiden* entwickeln sich im Enddarm. Man kann sie weder sehen noch fühlen. Einziges Symptom, das auf sie hinweist, ist oft die Blutung. *Äußere Hämorrhoiden* entwickeln sich dagegen im Anus und sind meist mit Schmerzen verbunden.

Bei den Hämorrhoiden werden vier Stadien unterschieden:

1. Grad: Die Hämorrhoiden sind äußerlich nicht sichtbar und tastbar. Sie äußern sich in leichter Schwellung und manchmal auch durch Juckreiz und Schmerzen im Analbereich.

2. Grad: Die Hämorrhoiden werden bei der Darmentleerung herausgepreßt, ziehen sich aber von selbst wieder zurück. Auffällig ist, daß manchmal Blut mit dem Stuhl

abgeht. Weitere Merkmale sind starker Juckreiz, Brennen und Schleimabsonderungen.
3. und 4. Grad: Die Hämorrhoiden können sich nicht mehr selbständig zurückziehen, sondern nur noch mit dem Finger zurückgedrückt werden. Neben starken Schmerzen und Brennen leiden die Betroffenen unter Entzündungen der Analschleimhaut.

Häufigste Ursachen

Zu den häufigsten Ursachen für Hämorrhoiden gehören:

- eine angeborene oder erworbene Bindegewebsschwäche,
- Verstopfung,
- Schwangerschaft und Entbindung,
- sitzende Tätigkeiten,
- Übergewicht.

» **Bei Hämorrhoiden, einem gesundheitlichen Tabuthema, handelt es sich um Venenerweiterungen in der Schleimhaut von Anus und Enddarm.** «

Vorbeugende Maßnahmen

Erhöhen Sie den Ballaststoffanteil Ihrer Ernährung, um Verstopfungen zu beseitigen. Essen Sie zusätzlich Quellmittel wie Leinsamen oder Kleie. Trinken Sie viel.

Achten Sie auf eine gute Analhygiene. Tragen Sie Unterwäsche aus reiner Baumwolle: Sie ist hautfreundlich, atmungsaktiv, schweißaufsaugend und kochfest (beste Voraussetzungen für eine keimtötende Reinigung).

Bewegen Sie sich viel. Ideal sind Laufen, Schwimmen, Radfahren, Wandern und Gymnastik.

Behandlung mit Hausmitteln

■ **Ätherische Öle.** Die Öle von Zypresse, Wacholder, Pfefferminze und Kamille lindern Juckreiz und Schmerzen.
Anwendung: Mischen Sie ein paar Tropfen des jeweiligen Öls mit einem Trägeröl wie Mandel- oder Sojaöl, und tragen Sie die Mixtur auf die Hämorrhoiden auf.

Anwendung: Geben Sie einige Tropfen des jeweiligen Öls direkt ins Badewasser.

Auch Teebaumöl hilft bei inneren und äußeren Hämorrhoiden. Es lindert die Schmerzen und hemmt die Entzündung.

Anwendung: Geben Sie ein paar Tropfen Teebaumöl auf ein Tuch, und legen Sie dieses auf den After.

■ **Hamamelis.** Die Zaubernuß aus Nordamerika war schon bei den Indianern als Heilmittel gegen Entzündungen aller Art bekannt.

Zubereitung: Kochen Sie 10 Gramm Hamamelisblätter mit 250 ml Wasser auf, und gießen Sie sie nach 15 Minuten ab.

Anwendung: Geben Sie den Aufguß für ein Sitzbad in die Wanne.

■ **Ölkompressen.** Bei starkem Juckreiz und Schmerzen helfen Kompressen mit Pflanzenöl.

Anwendung: Geben Sie einen olgetränkten Wattebausch zwischen die Gesäßhälften. So wird das Aneinanderreiben der Knoten verhindert.

Behandlung mit Medikamenten

Wichtiger Hinweis

Die Mittel zur Selbstbehandlung können nur die Beschwerden lindern und sollten nicht länger als 4 Wochen angewendet werden:

- *Hamamelisblätter* wirken adstringierend und entzündungshemmend;
- *Wismutverbindungen* wirken entzündungshemmend und stillen leichte Blutungen;
- *Zinkoxid* wirkt adstringierend und sekretbindend;
- *Bufexamac* (eigentlich ein Mittel gegen Neurodermitis) lindert die Entzündung und die Reizreaktion bei Analekzem;
- *Haifischleberöl*;

▶ *Lokalanästhetika* wie Benzocain, Lidocain, Polidocanol, Quinisocain gegen die Schmerzen.

Mittel zur Behandlung von Hämorrhoiden gibt es als Zäpfchen, Analtampons, als Salben, Cremes, Pasten oder Spray.

Wichtiger Hinweis

Konsultieren Sie einen Arzt, wenn Sie anale Blutungen feststellen, aber noch nie Hämorrhoiden hatten. Sollten die Blutungen chronisch werden, müssen Sie ebenfalls den Arzt aufsuchen, auch wenn bei Ihnen bereits Hämorrhoiden diagnostiziert wurden.

Harnzwang

Typische Beschwerden

Beim Harnzwang (Dysurie) verspürt der Betroffene ständigen Zwang, Wasser lassen zu müssen. Meist kommt es aber nur zu tropfenweiser Entleerung unter schwächeren oder stärkeren brennenden Schmerzen. Meist tritt eine Dysurie im Rahmen einer Blasenentzündung, bei Blasensteinen oder Harnröhrenproblemen auf. Aber auch bei einer Vergrößerung der Vorsteherdrüsen (Prostatabeschwerden, siehe Seite 199) klagen die Männer über Harnzwang.

Behandlung mit Hausmitteln

■ **Apfelessig.** Er wirkt antibakteriell und hemmt Entzündungen im Nieren-Blasen-Bereich. Außerdem reguliert Apfelessig das Säure-Basen-Verhältnis im Urin.

Anwendung: Geben Sie 2 Teelöffel Apfelessig in 1 Glas Wasser. Trinken Sie dies zweimal täglich.

Zubereitung: Bereiten Sie einen Tee aus Birkenblättern, Thymian oder Ringelblume zu. Geben Sie in den Tee 2 Teelöffel Apfelessig und 1 Teelöffel Honig.

Anwendung: Trinken Sie 2 Tassen täglich.

■ **Ätherische Öle.** Teebaumöl dringt unter die Haut und bekämpft dort direkt den Entzündungsherd.

Anwendung: Massieren Sie 3- bis 4mal täglich den Blasen-Lendenbereich. Geben Sie dabei dem Massageöl einige Tropfen Teebaumöl bei.

Gut zu wissen

Bevorzugen Sie eine vegetarische, salzlose Kost. Trinken Sie keine kalten Getränke. Meiden Sie Alkohol und Kaffee.

Behandlung mit Medikamenten

Bei Harnzwang sollten Sie einen Arzt aufsuchen, nur er kann die Ursache feststellen und eine entsprechende Therapie einleiten.

Heiserkeit

Heiserkeit kann als ein Begleitsymptom anderer Erkrankungen auftreten, etwa bei Erkältungen, Mandel-, Rachen- oder Kehlkopfentzündungen. Oft wird sie aber auch durch Überanstrengungen, beispielsweise durch längeres lautes Schreien, verursacht. Sie äußert sich durch ein trockenes Gefühl im Hals, das sogenannte Halskratzen, und den Drang, sich zu räuspern. Die Stimme ist belegt oder kann sogar ganz wegbleiben.

Häufigste Ursachen

Zu den häufigsten Ursachen einer Heiserkeit zählen:

- Überanstrengung der Stimme,
- Anschwellen der Stimmbänder durch Virusinfekte in den oberen Atemwegen,
- Kehlkopfentzündung,
- Mandelentzündung,
- Geschwulst der Stimmbänder,
- starkes Rauchen.

Vorbeugende Maßnahmen

Wenn Sie heiser sind, egal aus welchem Grund, sollten Sie Ihre Stimmbänder schonen, d.h. sprechen Sie so wenig wie möglich. Trinken Sie viel, und stellen Sie vor allem das Rauchen ein.

Behandlung mit Hausmitteln

Großmutters Hausrezept: Eiweißgetränk

Schlagen Sie Eiweiß leicht schaumig, mischen Sie es mit Honig sowie Zitronensaft, und trinken Sie es in kleinen Schlucken. Lassen Sie es vor dem Schlucken möglichst lange im Halsbereich.

■ **Kartoffel.** Die Heiserkeit lindert ein Halswickel aus Kartoffeln.
Anwendung: Zerdrücken Sie 3 bis 5 gekochte sowie noch heiße Kartoffeln, und verstreichen Sie den Brei auf einem dünnen Tuch, das Sie dann einschlagen. Legen Sie den Wickel um den Hals, bis er abgekühlt ist. Wenden Sie den Wickel dreimal täglich an. Sie können statt Kartoffeln auch heiße gehackte Zwiebeln verwenden.

■ **Zwiebel.** Versuchen Sie einmal eine heiße Zwiebelmilch.
Zubereitung: 1 kleine Zwiebel sehr fein hacken. 1/4 Liter Milch sowie die Zwiebelstücke in einen Topf geben und ungefähr 5 Minuten leicht köcheln lassen. Den Topf von der Herdplatte nehmen, die Milch noch so lange ziehen lassen, bis sie auf eine angenehme Trinktemperatur abgekühlt ist. Dann das Ganze durch ein feines Sieb gießen und die Milch mit 1 Teelöffel Honig süßen.
Anwendung: Trinken Sie 3mal täglich 1 Glas Zwiebelmilch.

Behandlung mit Medikamenten

Gurgellösungen und Lutschbonbons auf Kräuterbasis lindern die Heiserkeit und den aufkommenden Hustenreiz, da sie neben der beruhigenden Wirkung der Kräuter den Speichelfluß anregen und so den Hals-Rachen-Raum vor Austrocknung bewahren.

Wann zum Arzt?

Sie sollten unbedingt einen Arzt aufsuchen, wenn die Heiserkeit länger als 3 bis 4 Tage anhält und/oder Sie zusätzlich an Atembeschwerden leiden.

Herpes → Lippenherpes

Herzbeschwerden

> »Die häufigste Erkrankung des Herzens ist die sogenannte koronare Herzkrankheit, eine Verengung der Herzkranzgefäße und dadurch reduzierter Durchblutung des Herzmuskels.«

Typische Beschwerden

Herzbeschwerden reichen von harmlosen – beispielsweise Herzklopfen vor Aufregung – bis zu ernsthaften und lebensbedrohenden Zuständen. Die häufigste Erkrankung des Herzens ist die sogenannte koronare Herzkrankheit, die in den westlichen Industrienationen zu den häufigsten Todesursachen gehört. Hier liegt eine Verengung der Herzkranzgefäße und eine dadurch reduzierte Durchblutung des Herzmuskels vor. Die Symptome der koronaren Herzerkrankung sind Atembeklemmung, Engegefühl und oftmals Schmerzen in der Brust. Diese Beschwerden können in die linke Körperhälfte ausstrahlen.

Mit *Angina pectoris* bezeichnet man Beschwerden, die bei körperlicher Anstrengung auftreten und nach einer Ruhephase wieder verschwinden. Auch hier sind Atembeklemmung und vor allem Engegefühl sowie stechende Schmerzen in der Brust die wichtigsten Symptome.

Wird ein Teil des Herzmuskels nicht mehr durchblutet,

weil sich beispielsweise ein Blutgerinnsel gebildet hat, welches das Gefäß verstopft, kommt es zum *Herzinfarkt*. Die Beschwerden ähneln denen einer Angina pectoris, sind aber deutlich stärker ausgeprägt. Im Unterschied zur Angina pectoris können sie jedoch auch im körperlichen Ruhezustand auftreten und sind meist mit Schweißausbrüchen, Todesangst, Übelkeit und Ohnmacht verbunden.

Wichtiger Hinweis

Beim Herzinfarkt muß sofort der Notarzt gerufen werden, da sonst der Herzmuskel irreparabel geschädigt werden oder sogar der Tod eintreten kann. Je früher der Herzinfarkt behandelt wird, desto besser sind die Heilungschancen.

Wenn das Herz nicht mehr genügend Kraft hat, das Blut vollständig aus den Herzkammern zu pumpen, liegt eine *Herzschwäche* (*Herzinsuffizienz*) vor. Hiervon sind hauptsächlich ältere Menschen betroffen, denn ab einem Alter von rund 60 Jahren nimmt die Herzleistung langsam ab. Symptome einer Herzschwäche sind Atemnot, leichte Ermüdbarkeit, Herzklopfen, Herzschmerzen, leichte Wasseransammlungen in den Knöcheln, nächtlicher Harndrang. Von Herzrhythmusstörungen spricht man, wenn die Regelmäßigkeit des Herzschlages gestört ist. Er kann zu schnell, aber auch zu langsam oder unregelmäßig sein.

Häufigste Ursachen

- Bluthochdruck,
- Rauchen,
- Diabetes,
- Gicht,
- erhöhter Cholesterinspiegel,
- Übergewicht, Bewegungsarmut,
- Streß.

Vorbeugende Maßnahmen

Rauchen Sie nicht. Bauen Sie eventuelles Übergewicht ab. Bewegen Sie sich regelmäßig an frischer Luft. Versuchen Sie, Streß – wann immer möglich – zu meiden. Ernähren Sie sich ausgewogen. Wenn Sie Diabetiker sind, achten Sie auf eine gute Einstellung Ihrer Zuckerwerte. Nehmen Sie vom Arzt verordnete Mittel gegen erhöhten Blutdruck sorgfältig ein.

Behandlung mit Hausmitteln

Achtung!

Herzbeschwerden müssen immer ärztlich behandelt werden. Hausmittel können die jeweilige Therapie immer nur unterstützen.

Herzbeschwerden müssen immer ärztlich behandelt werden, jedoch können Sie die Therapie mit einigen Hausmitteln unterstützen bzw. Herzbeschwerden vorbeugen.

■ **Knoblauch.** Knoblauch kann – über Jahre eingenommen – schädlichen Veränderungen der Gefäße entgegenwirken, sie verhindern oder zumindest deutlich reduzieren. Knoblauch fördert die Durchblutung.
Anwendung: Essen Sie täglich mindestens 3 Gramm frischen Knoblauch, bzw. nehmen Sie die entsprechende Menge von Dragees oder Kapseln zu sich.

Wenn Sie unter hohem Blutdruck leiden, sollten Sie die Knoblauchtherapie mit Ihrem Arzt absprechen!

■ **Mistel.** Zur Behandlung leichter nervöser Herzbeschwerden und zur Senkung eines leicht, d.h. grenzwertig erhöhten Blutdrucks eignet sich Misteltee. Kontrollieren Sie während dieser Kur regelmäßig Ihren Blutdruck. Bei nervösen Herzbeschwerden müssen Sie in jedem Fall zunächst mit Ihrem Arzt mögliche Ursachen abklären. Nach schweren Erkrankungen stärkt Mistel das in Mitleidenschaft gezogene Herz.

■ **Wein.** Es ist wissenschaftlich erwiesen, daß mäßige Rotweintrinker im Vergleich mit Abstinenzlern statistisch ein niedrigeres Herzinfarktrisiko aufweisen und seltener an Herz-Kreislauferkrankungen leiden. Dies trifft übrigens auf die Bewohner des gesamten Mittelmeerraums zu. Wein, vor allem Rotwein, ist ein natürliches Heilmittel, das die Gesundheit unterstützt und sich bei Krankheiten als sehr hilfreich erwiesen hat. Das heißt jedoch nicht, daß man, statt die verschriebenen Medikamente einzunehmen, zur Rotweinflasche greifen sollte. Als empfohlene Weinmenge gilt 1 Glas (0,2 l) zur Hauptmahlzeit und 1 Glas in den Abendstunden. Da Frauen Alkohol nicht so schnell abbauen können wie Männer, sollten sie ihren täglichen Weinkonsum auf 0,3 l beschränken.

»Frauen sollten ihren täglichen Alkoholkonsum auf 0,3 Liter beschränken, da sie Alkohol nicht so schnell abbauen können wie Männer.«

■ **Weißdorn.** Durch seinen durchblutungsfördernden Effekt speziell auf die Herzkranzgefäße stärkt Weißdorn den Herzmuskel.

Anwendung: Trinken Sie bei leichter Herzschwäche Weißdorntee über mehrere Wochen.

Bei den ersten Anzeichen, die auf ein *geschwächtes Herz* (Altersherz) hindeuten (Leistungsminderung, rasche Ermüdung, Atemnot), sollten Sie ebenfalls an Weißdorn denken. Es eignen sich Tees oder Fertigpräparate. Ein Arzt ist aber in jedem Falle zu Rate zu ziehen, wenn die Beschwerden das Ausmaß einer Erkrankung annehmen. Es geht schließlich um Ihr Herz...

Nach einem *Herzinfarkt* kommt der Durchblutung der koronaren Herzkranzgefäße besondere Bedeutung zu. Nur bei einer guten und ausreichenden Versorgung mit Blut kann das in Mitleidenschaft gezogene Muskelgewebe regenerieren. Die durchblutungsfördernde Wirkung des Weißdorns und sein positiver Einfluß auf den Herzmuskel beschleunigen die Genesungsphase nach einer solchen Erkrankung.

»Nach einem Herzinfarkt kommt der Durchblutung der koronaren Herzkranzgefäße besondere Bedeutung zu.«

Anwendung: Führen Sie eine länger andauernde Kur mit Weißdorntee durch.

Durch den die Herzleistung stärkenden Einfluß des Weißdorns lassen sich auch *nervöse Herzbeschwerden* lindern. Deren Symptome sind Herzklopfen, Schwitzen, Engegefühl in der Brust; der Betroffene fühlt sich ängstlich und nervös. Die Symptome treten unabhängig von Belastung auf und haben keinen organischen Ursprung.

Behandlung mit Medikamenten

Bei Herzschwäche deuten Studien mit *Herzglykosiden* aus Meerzwiebel, Maiglöckchen und Adonis zur Stärkung der Herzmuskelkraft auf eine Wirksamkeit der in diesen Pflanzen enthaltenen Substanzen wie Proscillaridin, Scillaren A, Convallatoxin und Adonitoxin sowie Cymarin hin.

Als wirksam haben sich auch die zahlreichen Präparate mit *Weißdorn-Extrakten* (Crategus) erwiesen. Sie erweitern die Herzkranzgefäße und besitzen wahrscheinlich auch antiarrhythmische Eigenschaften.

Wichtiger Hinweis Sie sollten sofort einen Arzt rufen, wenn plötzlich Schmerzen in der Brust oder im linken Arm auftreten. Auch wenn es ohne Grund zum Herzrasen kommt, muß unverzüglich ein Arzt konsultiert werden. Gehen Sie sofort zum Arzt, wenn Sie eines oder mehrere der oben beschriebenen Symptome verspüren.

Heuschnupfen

Typische Beschwerden

Der Heuschnupfen ist Folge einer Überempfindlichkeitsreaktion des Organismus gegen Blütenpollen. Symptome sind häufiges Niesen, laufende Nase, Jucken und Brennen der Nase, geschwollene, tränende und juckende Augen. Im Gegensatz zum Schnupfen bei Erkältungen ist das Sekret wäßrig und klar.

Rund 12 Millionen Deutsche leiden an Heuschnupfen. Die meisten von ihnen sind vor allem im Frühjahr betroffen. Es gibt aber auch Patienten, bei denen die Allergie im Sommer oder Herbst auftritt.

Häufigste Ursachen

Stoffe, die Heuschnupfen auslösen können:

- Baumpollen (Haselnuß, Eiche, Ahorn, Ulme),
- Gräserpollen,
- Kräuterpollen,
- Hausstaubmilben.

Vorbeugende Maßnahmen

Achten Sie auf die Pollenflugwarnungen in Zeitung, Radio und Fernsehen. Halten Sie sich zum Zeitpunkt der für Sie „gefährlichen" Blüte so wenig wie möglich im Freien auf, und schließen Sie nachts die Fenster, damit möglichst wenig Pollen in Ihre Wohnung gelangen können.

»Durch entsprechende vorbeugende Maßnahmen läßt sich der Heuschnupfen besser ertragen.«

Duschen Sie jeden Abend, und waschen Sie sich vor dem Schlafengehen die Haare, um die Pollen zu entfernen. Verbannen Sie alle Staub- und Pollenfänger aus Ihrer Wohnung (Teppiche, Gardinen, Kissen).

Verbringen Sie Ihren Urlaub entweder an der See oder im Hochgebirge, also in pollenarmen Regionen.

Behandlung mit Hausmitteln

Den Heuschnupfen heilen kann man mit Hausmitteln nicht, wohl aber die ihn begleitenden Befindlichkeitsstörungen lindern.

■ **Apfelessig.** Apfelessig lindert folgende Symptome: Kopfschmerzen, juckendes und tränendes Auge, Hautrötungen. Er verbessert Ihr Allgemeinbefinden. Dazu müssen Sie Apfelessig jedoch regelmäßig anwenden.

Anwendung: Trinken Sie mehrmals täglich 1 Glas Wasser mit 2 Teelöffeln Apfelessig.

Anwendung: Machen Sie Gesichtsdampfbäder mit Apfelessig.

Behandlung mit Medikamenten

Bei Allergien steht eine Reihe von H_1-Antihistaminika zur Verfügung. Sie vermindern die allergischen Symptome oder können sie zum Teil auch ganz verhindern. Sie eignen sich zur Selbstbehandlung insbesondere von Heuschnupfen, aber auch von Juckreiz oder Nesselsucht und anderen allergischen Hautreaktionen. Allergisches Asthma darf nicht mit Antihistaminika therapiert werden. Lassen Sie grundsätzlich Ihr Symptombild vor Beginn einer Selbstbehandlung vom Arzt abklären.

» **Vor Beginn einer Selbstbehandlung mit Antihistaminika sollten Sie grundsätzlich Ihr Symptombild von einem Arzt abklären lassen!** «

In Form von Dragees, Tropfen oder Tabletten sind erhältlich:

- *Antihistaminika, die müde machen:* Clemastin, Dimetinden, Diphenhydramin, Doxylamin, Pheniramin.
- *Antihistaminika mit kaum oder weniger ermüdender Wirkung:* Astemizol, Loratadin, Terfenadin, Tritoqualin.
- *Sprays für die Nase:* Cromoglicinsäure, Dimetindenmaleat, Naphazolin, Phenylephrin.

Hexenschuß

Typische Beschwerden

Beim Hexenschuß (Lumbago) handelt es sich um eine plötzliche Verspannung der tiefen Rückenmuskulatur als Reflex auf eine verrutschte Bandscheibe oder blockierte Wirbelgelenke. Er tritt meist plötzlich und unerwartet auf. Meist ist eine ungeschickte Bewegung der Auslöser. In vielen Fällen gibt es aber keinen erkennbaren Grund.

Die Symptome eines Hexenschusses sind ein plötzlich einschießender Schmerz in der Kreuzgegend mit Überspannung der Muskulatur in der Leistengegend.

Häufigste Ursachen

Die häufigsten Ursachen eines Hexenschusses sind:

- Bandscheibenschaden oder Bandscheibenvorfall,
- Verrenkungen, beispielsweise durch Sturz, plötzliche Dreh- oder Bückbewegungen,
- Infektionserkrankungen (der Nerven),
- Streß mit Verspannung der Rückenmuskulatur.

Vorbeugende Maßnahmen

Vermeiden Sie Übergewicht. Halten Sie sich immer aufrecht. Gehen Sie in die Knie, wenn Sie sich bücken. Beim Heben sollte nicht der Rücken, sondern sollten die Oberschenkel die Hauptlast tragen. Sorgen Sie bei sitzender Tätigkeit für optimale Sitzverhältnisse. Machen Sie zwischendurch Entspannungsübungen. Bewegen Sie sich viel. Treiben Sie Sport, jedoch nicht Tennis, Squash, Aerobic, Rudern und Judo. Besser sind Schwimmen und spezielle Rückengymnastik, die inzwischen auch von jeder Volkshochschule angeboten wird.

»Sorgen Sie bei vorwiegend sitzender Tätigkeit für optimale Sitzverhältnisse. Und bewegen Sie sich viel, und machen Sie zwischendurch Entspannungsübungen.«

Behandlung mit Hausmitteln

■ **Ätherische Öle.** Machen Sie Bäder und Umschläge mit Pfefferminz-, Kiefernnadel-, Rosmarin- oder Teebaumöl. Das lindert die Schmerzen und entspannt.

Anwendung: Geben Sie ein paar Tropfen des entsprechenden Öls ins warme Badewasser.

Anwendung: Geben Sie ein paar Tropfen des jeweiligen Öls in ein Schüssel mit warmem Wasser. Tränken Sie ein Tuch mit der Lösung, und legen Sie das Tuch auf die schmerzende Stelle.

Anwendung: Reiben Sie die schmerzende Stelle mit purem Teebaumöl ein.

Behandlung mit Medikamenten

Zur Behandlung eignen sich Schmerzmittel wie Paracetamol, Acetylsalicylsäure und Ibuprofen, außerdem durchblutungsfördernde Hautbalsame mit Kampfer, Eukalyptus, Fichtennadeln, Bienengift u. ä.

Wichtiger Hinweis

Bei einem Hexenschuß ist der Gang zum Arzt wohl unausweichlich, denn nur er kann die Ursache feststellen. Auch wenn nach einem Hexenschuß Lähmungen, Gefühllosigkeit oder andere Ausfallerscheinungen auftreten, sollten Sie einen Arzt aufsuchen.

Hühneraugen

Typische Beschwerden, häufigste Ursachen

Bei Hühneraugen (Clavi) handelt es sich um zapfenförmig nach innen wachsende und oft sehr schmerzhafte Verdickungen der Hornhaut. Man findet sie meist auf den Zehen oder zwischen den Zehengelenken.
Die häufigsten Ursachen von Hühneraugen sind:

- schlecht sitzendes Schuhwerk,
- ungünstige Gehweise,
- Reibung an vorstehenden Knochen.

Vorbeugende Maßnahmen

Am wichtigsten ist das Tragen optimal passender Schuhe. Lassen Sie hierzu Ihre Füße vermessen, damit Sie Ihre Schuhe auch wirklich in der richtigen Größe und Weite kaufen. Außerdem sollten Frauen nicht den ganzen Tag lang Schuhe mit hohen Absätzen tragen. Eventuell sollten Sie eine Innensohle im Schuh ausprobieren.

Behandlung mit Hausmitteln

■ **Apfelessig.** Die im Apfelessig enthaltene Säure bewirkt, daß ein kleineres Hühnerauge bereits nach 1 Woche weich wird und samt seiner Wurzel entfernt werden kann.
Anwendung: Machen Sie täglich warme Fußbäder mit Apfelessig zum Erweichen.

■ **Ätherische Öle.** Ein recht wirksames Mittel gegen Hühneraugen ist Teebaumöl.
Anwendung: Reiben Sie das Hühnerauge 3- bis 4mal täglich mit dem Öl ein. Nach 2 oder 3 Tagen können Sie es dann leicht entfernen.

■ **Knoblauch.** Auch mit Knoblauch können Sie ein kleineres Hühnerauge einweichen, um es dann nach einigen Tagen problemlos zu entfernen.
Anwendung: Zerdrücken Sie 1 Knoblauchzehe, geben Sie die Masse auf ein Heftpflaster, und plazieren sie dies auf dem Hühnerauge. Wiederholen Sie dies so lange, bis das Hühnerauge aufgeweicht ist.

Behandlung mit Medikamenten

Hühneraugen werden wie alle stark verhornten oder trockenen Hautsymptome (Warzen oder Schwielen) mit Hydroxysäuren (1- bis 20%ig) behandelt, z. B.:

- Milchsäure,
- Salicylsäure,
- Weinsäure,
- Zitronensäure,
- Mandelsäure.

Wichtiger Hinweis

Diabetiker sollten bei einem Hühnerauge immer zum Arzt gehen, damit er es fachmännisch entfernt, ohne die Haut zu verletzen. Der Grund: Druckstellen und Verletzungen der Füße können bei Diabetikern schlecht heilen und damit zu erheblichen Problemen führen.

Husten

Häufigste Ursachen

Mit Husten befreit der Körper die Atemwege von Fremdkörpern, beispielsweise von Staub oder Schleim. Hält er über mehrere Wochen an, spricht man von einem chronischem Husten.

» Verschleimter Husten tritt zumeist mit Schnupfen, Fieber oder Heiserkeit auf. Reizhusten kann durch Bakterien und Viren oder durch Reizung der Schleimhäute ausgelöst werden. «

Man unterscheidet zwischen verschleimtem und Reizhusten. Ersterer tritt zusammen mit Schnupfen, Fieber oder Heiserkeit meist im Rahmen einer Erkältung oder Grippe auf. Meist beginnt der Husten mit Halsschmerzen, nach 1 Tag entwickelt sich daraus ein schmerzhafter und trockener Husten. Weitere 2 bis 3 Tage später beobachtet man eine starke Schleimproduktion. Durch Räuspern und vor allem Husten wird das Sekret abgehustet.
Die häufigsten Ursachen dieser Hustenart sind:

- Erkältung,
- Grippe,
- Bronchtitis.

Der trockene Reizhusten beruht auf vielen Ursachen. Er kann durch Bakterien und Viren, aber auch durch Reizung der Schleimhäute ausgelöst werden. Ein typisches Beispiel für den Reizhusten ist der Raucherhusten. Der Reizhusten ist meist schmerzhaft und produziert keinen Auswurf. Vor allem nachts kann es zu richtigen Hustenanfällen kommen, die für den Betroffenen äußerst störend sind. Zu den häufigsten Ursachen eines Reizhustens gehören:

- Rauchen,
- Arbeiten mit Staub (Mehl),
- Nebenwirkungen einiger Medikamente,
- schwere Erkrankungen der Atemwege.

Behandlung mit Hausmitteln

Ätherische Öle. Eukalyptus-, Pfefferminz-, Sandelholz-, Teebaum- und Thymianöl lindern den Husten.

Anwendung: Geben Sie ein paar Tropfen des ätherischen Öls in eine Schüssel mit kochendem Wasser, und inhalieren Sie mehrmals täglich.

Anwendung: Reiben Sie vor dem Schlaf die Brust mit ein paar Tropfen Eukalyptus-, Pfefferminz- oder Teebaumöl ein.

Anwendung: Lösen Sie morgens und abends (nicht öfter!) 3 bis 4 Tropfen Teebaum- oder Pfefferminzöl in Honig oder Zucker. Lassen Sie dies langsam im Mund zergehen. Das lindert den Hustenreiz.

Anis. Anis löst den Schleim in den Bronchien.

Zubereitung: Zerkleinern Sie 1 Teelöffel Früchte mit dem Mörser, übergießen Sie sie mit 1 Tasse kochendem Wasser, lassen Sie den Tee 5 Minuten ziehen, und seihen Sie ihn dann ab.

Anwendung: Trinken Sie 3 Tassen täglich.

Efeu. Ein Efeu-Tee hilft gegen Erkältungsbeschwerden.

Zubereitung: Übergießen Sie 1 gehäuften Teelöffel Efeublätter mit 1/4 Liter kochendem Wasser, lassen Sie den Tee 10 Minuten ziehen, und seihen Sie ihn dann ab. Wenn Sie den Tee süßen möchten, verwenden Sie Honig. Diese beiden Naturheilmittel ergänzen sich in ihrer Wirkung sehr gut.

Anwendung: Trinken Sie mehrmals am Tag 1 Tasse des Efeu-Tees.

Kamille. Der zähe Bronchialschleim kann nach einem Inhalationsbad mit Kamille viel leichter abgehustet werden; auch Kamillentee hat sich gut bewährt. Bei hartnäckigem Husten sollte eine Kamillenkur in Erwägung gezogen werden.

Zubereitung: In eine große Tasse geben Sie 1 gehäuften Eßlöffel Kamillenblüten und übergießen diese mit heißem Wasser. Die Tasse abdecken (ätherische Öle sind flüchtig!), und den Tee 10 Minuten ziehen lassen.

»Bei starkem Reizhusten reiben Sie am besten vor dem Zubettgehen die Brust mit ein paar Tropfen Eukalyptus-, Pfefferminz- oder Teebaumöl ein.«

> »Hustenlindernd wirken sich Inhalationsbäder mit Kamille (mehrmals täglich!) sowie Kamillentee aus.«

Zubereitung: Übergießen Sie 2 Eßlöffel Kamillenblüten mit kochendem Wasser in einer Schüssel, und lassen Sie sie 2 Minuten ziehen. Legen Sie ein Handtuch über Ihren Kopf sowie die Schüssel, und inhalieren Sie die aufsteigenden Dämpfe. Seien Sie wegen des heißen Dampfs vorsichtig! Atmen Sie die Dämpfe so lange ein, bis sie abgekühlt sind.
Anwendung: Machen Sie mehrmals täglich ein Inhalationsbad, trinken Sie tüchtig Kamillentee, und dies über mehrere Tage. Ihre Beschwerden werden bald nachlassen.

■ **Kiefer.** Aus Kiefernnadeln kann man auch einen Tee zubereiten, der festsitzenden Schleim löst.
Zubereitung: Übergießen Sie 1 Teelöffel Kiefernadeln mit 1 Tasse kochendem Wasser. Lassen Sie den Tee abgedeckt 5 Minuten ziehen, seihen sie ihn dann ab.
Anwendung: Trinken Sie mehrere Tassen täglich.

■ **Knoblauch.** Bei leichten Formen der Bronchitis, unter der vor allem Kinder und ältere Menschen leiden, hat sich Knoblauch als effektives Mittel bzw. Begleittherapeutikum bewährt. Er lindert die Entzündung der Atemwege, wirkt schleimlösend und erleichtert das Abhusten.
Anwendung: Nehmen Sie bei den ersten Anzeichen einer Bronchitis oder Erkältung frischen Knoblauch zu sich, z.B. den Saft von 5 Zehen.

■ **Zwiebel.** Eine Zwiebelmilch eignet sich vor allem für die Hustenbehandlung bei Kindern.
Zubereitung: 1 kleine Zwiebel sehr fein hacken. 1/4 Liter Milch und die Zwiebelstücke in einen Topf geben und ungefähr 5 Minuten leicht köcheln lassen. Den Topf von der Herdplatte nehmen, die Milch noch so lange ziehen lassen, bis sie auf eine angenehme Trinktemperatur abgekühlt ist. Nun das Ganze durch ein feines Sieb gießen, und die Milch mit 1 Teelöffel Honig süßen.
Anwendung: Trinken Sie 2 Gläser pro Tag.

Behandlung mit Medikamenten

Bei Husten gibt es je nach Art der Beschwerden zwei Formen der Behandlung: Hustenlöser und Hustenstiller. *Hustenlöser*, sogenannte Expektorantien, erleichtern das Abhusten des Schleims und eignen sich daher bei mit Schleimbildung einhergehender Bronchitis. Aber Vorsicht: Zu starkes Husten fördert dann auch wieder die Schleimbildung. *Hustenstiller*, sogenannte Antitussiva, lindern den Hustenreiz und eignen sich daher bei Reizhusten, also Husten ohne Schleimbildung. Hustenlöser und -stiller darf man nie gleichzeitig einnehmen. Die zur Verfügung stehenden Präparate sind zahlreich, hier einige der wichtigsten Substanzen:

Achtung!

Hustenlöser und -stiller darf man nie gleichzeitig nehmen.

- *Ambroxol* fördert den Abtransport des Schleims.
- *Anis(öl)*, Sternanis löst den Schleim.
- *Ätherische Öle* (Kampfer, Pfefferminzöl, Eukalyptusöl) dienen zur Einreibung oder zur Inhalation.
- *Benzocain* ist ein Schmerzmittel und hilft auch gegen die oft mit Bronchitis einhergehenden Halsschmerzen, sollte jedoch nicht länger als eine Woche ohne ärztliche Konsultation eingenommen werden.
- *Bibernellwurzel* wirkt schleimlösend.
- *Clobutinol* wirkt hustenstillend.
- *Dextromethorphan* stillt ebenfalls den Hustenreiz.
- *Dopropizin* wirkt hustenreizstillend.
- *Efeublätter* dienen zur Hustenlösung bei Erkältungshusten.
- *Eibischwurzel* und -blätter beruhigen den Reizhusten.
- *Fenchel* als Tee oder Fenchelhonig bzw. Fenchelsirup bei Erkältungshusten.
- *Grindeliakraut* zum erleichterten Abhusten bei Erkältungen.
- *Isländisch Moos* bei Erkältungshusten.
- *Natriumdibunat* hemmt den Hustenreiz.
- *Pentoxyverin* lindert den Hustenreiz.

» Liegt eine chronische Bronchitis vor (Husten und Auswurf an den meisten Tagen einer Woche in jedem Jahr über drei Monate hinweg), muß unbedingt ein Arzt konsultiert werden. «

Wann zu Arzt?
Wenn die Beschwerden schlimmer werden oder sich nicht bessern, sollten Sie spätestens nach 14 Tagen einen Arzt aufsuchen. Ein Arztbesuch ist auch notwendig, wenn Atembeschwerden hinzukommen, bei Verdacht auf Keuchhusten, Bronchitis oder Asthma. Schwangere, Säuglinge und Kleinkinder sollten bei stärkerem Husten stets vom Arzt untersucht werden. Liegt eine chronische Bronchitis vor (Husten und Auswurf an den meisten Tagen einer Woche in jedem Jahr über drei Monate), so gehört die Behandlung in die Hände Ihres Arztes.

Hypertonie
→ Erhöhter Blutdruck

Hypotonie
→ Niedriger Blutdruck

Insektenstiche

Insektenstiche können sehr lästig sein, sind aber in den meisten Fällen nicht gefährlich. Von wenigen Ausnahmen abgesehen, können Sie sich mit einfachen Mitteln selbst helfen.

Notfälle

Etwa 2 Prozent der Bevölkerung sind gegen Insektenstiche *allergisch*. Sie reagieren auf das Insektengift mit Kreislaufproblemen bis zu Kollaps, Atemnot und möglicherweise auch Erbrechen. Starke Quaddelbildung und großflächige Rötung der Haut sind Warnzeichen. Rufen Sie in einem solchen Fall sofort den ärztlichen Notdienst – falls Sie keine andere Telefonnummer zur Hand haben – unter 112. Wer weiß, daß er unter einer Insektengiftallergie leidet, sollte sich von seinem Arzt ein Notfallset zusammenstellen und die Benutzung ausführlich erklären lassen. Es hilft allerdings nur, wenn es während der Insektensaison ständig mitgeführt wird. Ziehen Sie auch eine Hyposensibilisierungsbehandlung in Erwägung. Sie hat bei Insektengiftallergie gute Erfolgsaussichten, dauert jedoch Jahre.

Stiche von Bienen, Wespen oder anderen großen Insekten *im Gesicht, vor allem im Mund*, sind Notfälle, ebenso, wenn jemand ein solches Insekt verschluckt hat. Beruhigen Sie den Gestochenen, und sorgen Sie dafür, daß sein Oberkörper hoch gelagert wird. Lassen Sie ihn Eis lutschen oder mit kalter Flüssigkeit (am besten Salzwasser) gurgeln, aber wegen der Gefahr des Verschluckens nichts trinken. Legen Sie Eisbeutel um seinen Hals.

Vorsicht ist auch geboten, wenn jemand von mehreren Bienen, Wespen oder Hornissen gestochen worden ist. Die Giftmenge ist dann größer und belastet den Organismus entsprechend stärker. Entzündet sich ein Insektenstich, muß ebenfalls der Arzt aufgesucht werden.

»Vorsicht ist geboten, wenn Sie von mehreren Bienen, Wespen oder Hornissen gestochen wurden. Die Giftmenge ist dann größer und belastet den Organismus entsprechend stärker. Sie sollten unbedingt einen Arzt aufsuchen!«

»In den Tropen werden viele Krankheiten von Insekten übertragen. Lassen Sie sich deshalb vor Antritt einer Reise unbedingt impfen, und führen Sie gegebenenfalls auch eine Malariaprophylaxe durch.«

In den Tropen und Subtropen werden einige schwere Krankheiten von Insekten übertragen. Lassen Sie deshalb die empfohlenen Impfungen vornehmen, und führen Sie ggf. die Malariaprophylaxe gewissenhaft durch. Fühlen Sie sich nach der Rückkehr schlecht, suchen Sie umgehend einen Arzt auf. Informieren Sie ihn unbedingt über den Auslandsaufenthalt.

Vorbeugende Maßnahmen

▶ In der Wohnung: Mit Fliegengittern vor dem Fenster oder einem Moskitonetz über dem Bett verhindern Sie zuverlässig, daß Sie im Schlaf gestochen werden. Sie können auch ausprobieren, ob eine aufgeschnittene Zwiebel oder ein mit Lavendel- bzw. Nelkenöl getränkter Wattebausch auf dem Nachttisch die Insekten zuverlässig vertreibt.

Wegen der zum Teil erheblichen Nebenwirkungen sollten Sie keine Insektenstrips und schon gar keine Sprays verwenden!

▶ Im Freien: Wenn Sie sich in der Nähe von Gebüschen niederlassen wollen, untersuchen Sie diese zunächst auf Insektennester. Halten Sie sich von Fallobst fern. Am sichersten ist, Sie gehen auf dem Rasen nicht barfuß. Bedenken Sie, daß Bienen und Wespen ganz besonders von allem Süßen angezogen werden. Seien Sie also sehr vorsichtig, wenn Sie im Freien essen, und achten Sie besonders auf die Kinder. Lassen Sie Flaschen und vor allem Getränkedosen niemals offen stehen. Für Gläser kann man Abdeckungen kaufen, durch die nur noch ein Strohhalm, aber keine Wespe paßt. Speiseabfälle gehören sofort in einen (geschlossenen) Mülleimer. Auch süßlich duftende Parfums und Hautcremes können Insekten anziehen. Verzichten Sie besser darauf. Damit aber noch nicht genug: Insekten orientieren sich nicht nur nach dem Duft, sondern auch mit den Augen. Tragen Sie bunte Kleidung, vielleicht sogar mit Blumenmuster, bekommen Sie möglicherweise besonders viel unerwünschten „Besuch". Wenn die Plagegeister schon da sind, bleiben Sie unbedingt ruhig. Vor allem Wespen werden aggressiv, wenn man nach ihnen schlägt.

Wichtiger Hinweis

Ähnlich wie Insektensprays sind auch natürliche Repellents (Insekten abweisende Mittel) oft nicht harmlos. Seien Sie gerade bei Kindern vorsichtig, und halten Sie sich strikt an die Gebrauchsanweisung sowie die dort angegebene Dosierung. Oder versuchen Sie zunächst, ob die folgenden pflanzlichen Alternativen für Ihre Zwecke ausreichen:

- Reiben Sie Ihre Haut mit Zitronenmelisse ein. Sie vertreibt Mücken.
- Auch der Geruch von Teebaum- oder Lavendelöl ist Insekten unangenehm.

Behandlung mit Hausmitteln

Steckt der Stachel noch in der Einstichstelle (bei Bienen- und Wespenstichen möglich), so sollten Sie ihn herausziehen. Damit ist auch die anhängende Giftdrüse entfernt. Bei Zeckenbissen sollten Sie die Zecke vorsichtig herausdrehen. Achten Sie darauf, daß der Kopf der Zecke nicht steckenbleibt.

■ **Apfelessig.** Ein Eisbeutel oder eine kalte Kompresse mit Apfelessig lindert den Juckreiz des Stichs und wirkt dem Anschwellen entgegen.

■ **Ätherische Öle.** Teebaumöl bietet sich wegen seiner leicht desinfizierenden Wirkung an.

Zubereitung: Vermischen Sie 25 Tropfen Tea-Tree-Öl mit 10 Tropfen Lavendelöl. Geben Sie die Mischung in ein kleines braunes Glasfläschen, damit Sie sie leicht überall mit sich führen können.

Verwendung: Tupfen Sie ein paar Tropfen der Mischung mehrmals auf die Stichstelle.

■ **Zwiebel.** Sie können auch – möglichst sofort nach dem Stich – eine rohe Zwiebelscheibe oder eine Meerrettichscheibe auflegen. Eine Alternative beim Ausflug aufs Land sind zusammengedrückte Spitzwegerichblätter.

Behandlung mit Medikamenten

Bei Stichen durch Bienen, Wespen und Mücken stehen juckreizstillende antiallergische Präparate zur Verfügung:

- *Antihistaminika* wie Bamipin, Chlorphenoxamin, Clemastin, Dioxopromethazin, Diphenhydramin, Tripelenamin bei allergisch juckenden Hauterscheinungen.
- *Kampfer* fördert die Durchblutung und wirkt leicht lokalanästhetisch.
- Isoprenalin äußerlich bei allergischen Hautreaktionen, Juckreiz, Insektenstichen.
- *Lokalanästhetika* wie Benzocain, Poldocanol.
- *Synthetische Gerbstoffe* wirken lokal aufgetragen juckreizhemmend.

Wichtiger Hinweis

Bei Zeckenbissen muß der Arzt wegen der möglichen Übertragung von Hirnhautentzündung durch Viren oder Borreliose, die die Zecke weitergibt, entscheiden, ob und wie medikamentös behandelt wird.

Karbunkel → Abszeß

Keuchhusten

Typische Beschwerden

Keuchhusten ist eine durch Bakterien hervorgerufene Infektionskrankheit der Atemwege, die durch ihren langen und schweren Verlauf für den Erkrankten sehr belastend ist und sogar gefährlich sein kann. Die Erkrankung fängt wie eine „gewöhnliche" Erkältung mit Husten, Schnupfen, Heiserkeit und eventuell leichtem Fieber an. Nach 1 bis 2 Wochen beginnen die charakteristischen Keuchhustenanfälle: Das Kind hustet krampfhaft mehrere Male (manchmal 15 bis 20 Mal) hintereinander, ohne zwischendurch einzuatmen – eine Quälerei, die für die Eltern den Anschein haben kann, als müßte der kleine Patient ersticken.

Die Anfälle enden damit, daß das Kind einmal tief und keuchend einatmet. Zäher, glasiger Schleim wird hervorgewürgt; dies ist oft mit Erbrechen verbunden. Die Hustenanfälle können bis zu 50 Mal am Tag auftreten, sich über 4 bis 10 Wochen hinziehen und die Entwicklung des Kindes über längere Zeit beeinträchtigen. Später werden die Anfälle allmählich schwächer und seltener; es können aber noch weitere 6 bis 10 Wochen vergehen, bis sie völlig verschwunden sind. Besonders tückisch ist die Erkrankung bei Säuglingen: Sie haben oft nur schwache Hustenanfälle, können aber plötzlich einen Atemstillstand erleiden und ersticken.

Keuchhusten ist für Säuglinge lebensgefährlich und auch für Kleinkinder eine sehr schwere Erkrankung. Der Haus- oder Kinderarzt muß entscheiden, ob der kleine Patient im Krankenhaus behandelt werden sollte – dort kann er leichter lückenlos überwacht werden, und es stehen Instrumente zur Verfügung, mit denen man z. B. den Schleim aus der Luftröhre absaugen kann.

Bei Keuchhustenverdacht sofort zum Arzt!

Wichtiger Hinweis Wird das erkrankte Kind früh genug – spätestens mit Beginn des Krampfhustens – zum Arzt gebracht, kann er mit Antibiotika erreichen, daß die Erkrankung kürzer und leichter verläuft. Eventuell wird er empfehlen, besonders ansteckungsgefährdete Personen dann gleich mitzubehandeln.

Keuchhusten ist hochansteckend: Man muß damit rechnen, daß fast zwei Drittel der Spielkameraden eines Keuchhustenkindes ebenfalls erkranken. Am größten ist die Ansteckungsgefahr ungünstigerweise in der ersten, uncharakteristischen Krankheitsphase.

Obwohl Keuchhusten als Kinderkrankheit gilt – etwa 30 Prozent der Erkrankten sind Säuglinge, 60 Prozent Vorschulkinder –, können sich auch Erwachsene anstecken. Man schätzt die Zahl der Fälle in Deutschland auf 120000 jährlich. Da der typische keuchende Husten bei Erwachsenen selten ist, kommt der Verdacht, daß es sich um Keuchhusten handelt, aber oft gar nicht auf. Hinter einem mehrere Wochen anhaltenden, hartnäckigen Husten mit Schleimauswurf und Würgereiz steckt jedoch nicht selten ein Keuchhusten! Solche Erwachsene sind dann wieder Ansteckungsquelle für Kinder. Da die als Kind erworbene Immunität im Laufe des Lebens nachläßt, sind oft in einer Familie die Großeltern mit betroffen, die Eltern bleiben dagegen gesund.

Vorbeugende Maßnahmen

Babys bekommen von ihrer Mutter – anders als bei manchen anderen Krankheiten – keine „Grundausstattung" an Antikörpern mit, sind also völlig ungeschützt. Wichtig ist deshalb – neben der Isolierung bereits erkrankter Kinder – die frühzeitige Impfung.

Seit einigen Jahren gibt es Impfstoffe, die nicht mehr den gesamten Keuchhustenerreger, sondern nur noch die für den Aufbau einer Immunität wichtigen Bestandteile enthalten. Sie sind wesentlich besser verträglich als ihre Vorgänger und können bei den meisten Kindern bedenkenlos angewendet werden.

Behandlung mit Hausmitteln

Keuchhustenanfälle sind äußerst anstrengend und nicht selten mit Todesangst verbunden. Sehr wichtig für das Kind ist es deshalb, zu wissen, daß stets jemand in seiner Nähe ist, um ihm beizustehen. Säuglinge mit Atemnot müssen immer auf den Arm genommen werden – in Rückenlage könnten sie an Erbrochenem ersticken.

Frische Luft im Krankenzimmer, viele kleine sowie schmackhafte Mahlzeiten und reichlich trinken (durch das Erbrechen geht viel Flüssigkeit verloren!) schaffen gute Voraussetzungen für die Genesung. Klopfmassagen auf dem Rücken erleichtern das Abhusten; auch der verkrampften Schulter-, Rücken- und Bauchmuskulatur tut eine Massage gut. Beachten Sie bei der Behandlung des Hustens, daß hustenstillende Mittel das Abhusten des Schleims erschweren und deshalb bei Keuchhusten nie eigenmächtig angewendet werden dürfen!

Großmutters Hausrezept: Thymianbad

Übergießen Sie 50 Gramm Thymian mit 500 ml kochendem Wasser. Decken Sie das Gefäß ab, damit die ätherischen Öle nicht entweichen können. Abgießen und einem warmen Vollbad (38 °C) zugeben. Darin badet das Kind 15 Minuten lang unter Aufsicht.

■ **Wärme.** Warme Auflagen z.B. mit Kartoffelbrei oder Heublumen helfen, Schleim und Krämpfe zu lösen.

■ **Kamille.** Dampfbäder können Ihrem Kind ebenfalls helfen. Verwenden Sie milde Kräuterzusätze wie Kamille (sofern keine Allergie vorliegt), oder geben Sie lediglich etwas Kochsalz ins Wasser. Seien Sie vorsichtig mit ätherischen Ölen: Manche bei Schulkindern und Erwachsenen gern eingesetzten Öle, etwa Eukalyptus- oder Pfefferminzöl, sind für die zarte Atemwegsschleimhaut kleiner Kinder viel zu stark! Fragen Sie deshalb den Arzt, ob er das von Ihnen gewählte Mittel für geeignet hält.

■ **Thymian.** Auch mit Thymiantee erleichtern Sie Ihrem Kind die Krankheit.

Zubereitung: Übergießen Sie 2 Teelöffel Thymian mit 1 Tasse kochendem Wasser. Nach 5 bis 10 Minuten abseihen.

Anwendung: Geben Sie Ihrem Kind 2 Tassen des Tees pro Tag.

Wichtiger Hinweis Bei Keuchhusten handelt es sich um eine Virus-Erkrankung, die vom Arzt behandelt werden muß.

Knochenschwund (Osteoporose)

Häufigste Ursachen

Unser Skelett bleibt nicht einfach wie ein Betongerüst zeit unseres Lebens gleich: Nur durch ständig ablaufende Auf-, Ab- und Umbauvorgänge kann es sich den Anforderungen durch Wachstum und veränderte Belastung anpassen. Diese Vorgänge können aber auch aus dem Gleichgewicht geraten. Dann geht bei praktisch unveränderter äußerer Form der Knochen ein Teil der Knochenmasse verloren. Die kompakte äußere Schicht wird dünner, die feinen Knochenbälkchen im Inneren werden weniger. Dieses Schwinden von Knochenmasse ist bis zu einem gewissen Grad normal und tritt als Teil des Alterungsprozesses bei jedem Menschen auf. Findet es in krankhaftem Ausmaß statt, spricht man von Osteoporose. Der Betroffene merkt zunächst nichts von seiner Erkrankung. Die Knochen sind nun aber weniger stabil und können bei fortgeschrittener Osteoporose sehr leicht brechen. So kommt es bei alten Menschen oft schon nach verhältnismäßig leichten Stürzen zu den gefürchteten Frakturen des Oberschenkelhalses, die nicht selten Pflegebedürftigkeit für den Rest des Lebens bedeuten. Brüche der Unterarme sind ebenfalls charakteristisch. Häufig brechen auch Wirbelkörper; langfristig nimmt die Körpergröße ab, und bei Frauen bildet sich ein „Witwenbuckel".

Die Knochenmasse wird während der Jugend aufgebaut und nimmt etwa ab dem 35. Lebensjahr wieder ab. Beschleunigt wird der Abbau, wenn dem Körper nicht genug Kalzium zugeführt wird: Falls er nicht so viel von diesem Mineralstoff zur Verfügung hat, wie er z.B. für die Funktion der Muskulatur braucht, benutzt er die Knochen einfach als Kalziumreservoir und baut entsprechend Knochensubstanz ab. Östrogen ist ebenfalls am Kalziumstoffwechsel beteiligt. Sein Fehlen nach der Menopause oder nach operativer Entfernung der Eierstöcke wirkt sich bei Frauen negativ auf die Knochendichte aus. Außerdem greifen verschiedene Medikamente wie Kortison in den Knochenstoffwechsel ein. Besonders osteoporosegefährdet sind Personen, in deren Familie die Erkrankung schon mehrfach aufgetreten ist. Frauen mit sehr grazilem Körperbau erkranken überdurchschnittlich häufig. Das Problem Osteoporose betrifft jedoch im Grunde genommen jeden: Etwa jede fünfte Frau über 60 Jahren erleidet irgendwann eine osteoporotische Wirbelkörperfraktur. Auch bei älteren Männern ist die Erkrankung häufiger, als viele annehmen.

»Besonders osteoporosegefährdet sind vor allem Frauen mit sehr grazilem Körperbau sowie solche Personen, in deren Familien die Erkrankung schon mehrfach aufgetreten ist.«

Vorbeugende Maßnahmen

Wenn Osteoporose sich erst einmal dem Patienten bemerkbar gemacht hat, ist der Schaden am Knochen

»Wenn Osteoporose bereits aufgetreten ist, kann der Arzt nicht wesentlich mehr tun, als das Fortschreiten etwas zu bremsen. Wichtig ist daher, daß Sie unbedingt entsprechende Vorbeugemaßnahmen durchführen.«

bereits erheblich. In diesem Stadium kann der Arzt nicht wesentlich mehr tun, als das Fortschreiten zu bremsen. Besser ist, Sie beugen vor – und zwar schon so früh wie möglich.

▶ Starke Knochen in der Jugend sind eine gute Ausgangsbasis. Eine gute Kalziumversorgung und reichliche (aber nicht exzessive) Bewegung während dieser Zeit zahlen sich später mit hoher Wahrscheinlichkeit positiv aus.

▶ Ohne ausreichende Kalziumzufuhr kann kein Knochen aufgebaut werden. Die empfohlene Menge (1000 mg für Erwachsene, 1500 mg bei Frauen nach der Menopause) kann mit Milchprodukten verhältnismäßig leicht zugeführt werden: Ein Liter Milch oder 100 Gramm von den vielen Hartkäsesorten reichen dafür etwa aus. Beachten Sie, daß einige Lebensmittel wie z. B. Schokolade wegen der darin vorhandenen kalziumbindenden Oxalsäure die Aufnahme des Mineralstoffs stören.

▶ Nicht Kalzium allein gibt den Knochen die Festigkeit, sondern die Kombination von Kalzium und Phosphat. Der Knochenstoffwechsel funktioniert am besten, wenn beide Substanzen in einem ausgewogenen Verhältnis aufgenommen werden. Das ist bei der heutigen Ernährungsweise jedoch meist nicht der Fall. Vor allem Fleisch, verschiedene Süßigkeiten und Colagetränke enthalten große Überschüsse an Phosphat. Die meisten pflanzlichen Lebensmittel dagegen haben ein recht ausgewogenes Kalzium-Phosphor-Verhältnis. Kefir wird nachgesagt, daß er die Ausscheidung von Phosphat sogar anregt.

▶ Für einen optimal funktionierenden Kalziumstoffwechsel benötigen Sie ausreichend Vitamin D. Wenn Sie sich genügend in der Sonne aufhalten, ist dies zumindest in den Sommermonaten kein Problem – Vitamin D wird unter dem Einfluß von UV-Strahlen in der Haut gebildet. Sie können Vitamin D aber auch aus der Nahrung beziehen, vor allem aus einigen Fischarten (z.B. Lachs, Sardine, Hering), aus (Rinder-)Leber und aus Lebertran.

▶ Schränken Sie Ihren Alkohol- und Nikotinkonsum ein.

▶ Nach Abschluß der Wechseljahre (Postmenopause) kann sich bei Frauen eine ergänzende Behandlung mit Hormonen günstig auswirken.

▶ Wenn Sie sich je ein Bein gebrochen und das Röntgenbild vom Bein nach einiger Zeit im Gips angesehen haben, wissen Sie, wie stark der Knochen bei Inaktivität abgebaut wird. Regelmäßige Bewegung ist deshalb wichtig. Allerdings werden verhältnismäßig starke Belastungen durch Druck und Muskelzug benötigt, um die Knochen wirklich kräftig zu machen. Suchen Sie mit Unterstützung Ihres Orthopäden oder Physiotherapeuten nach geeigneten Sportarten.

▶ Bei Verdacht auf einen beschleunigten Knochenabbau kann sich der Arzt mit verschiedenen technischen Mitteln ein genaues Bild vom Knochenstoffwechsel verschaffen und ihn gegebenenfalls behandeln. Sprechen Sie ihn an, falls Sie Risikofaktoren für eine Osteoporose aufweisen.

»Bei einer Osteoporosebehandlung kann der Arzt Medikamente verordnen, welche die günstige Wirkung auf den Knochenstoffwechsel verstärken. So lassen sich selbst im hohen Alter mit einer ausreichenden Kalzium- und Vitamin-D-Versorgung noch gute Erfolge erzielen.«

Behandlung mit Hausmitteln

■ **Bewegung.** Selbst im hohen Alter und bei fortgeschrittener Osteoporose lassen sich mit guter Kalzium- und Vitamin-D-Versorgung noch Erfolge erzielen. Der Arzt kennt Medikamente, welche die günstige Wirkung auf den Knochenstoffwechsel verstärken. Machen Sie auch regelmäßig gymnastische Übungen – Sie halten sich dadurch beweglich und sind weniger sturzgefährdet. Selbstverständlich sollte das Programm von einem Spezialisten zusammengestellt sein. Möglicherweise macht Ihnen das Training in einer Gruppe mehr Spaß. Vielleicht gibt es eine Selbsthilfegruppe in Ihrer Nähe, der Sie sich anschließen können.

Behandlung mit Medikamenten

Wichtig ist, den täglichen Kalziumbedarf zu decken. Ist dies mit der Nahrung nicht möglich, bieten sich Kalziumpräparate in Form von Brausetabletten an (Einnahme jedoch nicht über 1000 mg pro Tag). Werden weitere Maßnahmen notwendig (Östrogene, Calcitonit), ist ärztliche Überwachung notwendig.

Kopfschmerz

»Die Ursachen von Kopfschmerzen reichen von Streß jeder Art, allgemeiner Erschöpfung, Verspannungen der Schulter- und Nackenmuskulatur, Überanstrengung der Augen (beispielswiese durch Arbeiten am Bildschirm) über Verkrampfungen der Blutgefäßmuskulatur, die sich als Migräne äußern, sowie Gehirnerschütterungen bis zu Entzündungen der Schläfenarterien, Hirnhautentzündungen und Tumoren.«

Häufigste Ursachen

So gut wie jeder Mensch leidet – gelegentlich oder aber auch häufiger – unter Kopfschmerzen. Kopfschmerz ist keine Krankheit, sondern ein Symptom – ein Zeichen, daß mit dem Körper etwas nicht stimmt. Die Ursachen können sehr unterschiedlich sein. Sie reichen von Streß jeder Art, allgemeiner Erschöpfung, Verspannungen der Schulter- und Nackenmuskulatur durch stundenlanges Sitzen am Schreibtisch und Überanstrengung der Augen durch Bildschirmarbeit über Verkrampfungen der Blutgefäßmuskulatur, die sich als Migräne äußern (siehe Seite 172), und Gehirnerschütterungen bis zu Entzündungen der Schläfenarterien, Hirnhautentzündungen und Tumoren. In den weitaus meisten Fällen ist die Ursache des Kopfschmerzes harmlos; Sie können sich mit Hausmitteln selbst helfen und mit einer Änderung Ihrer Lebensweise dafür sorgen, daß der Schmerz nicht zu Ihrem dauernden Begleiter wird. Wenn Ihre Kopfschmerzen jedoch mehr als ein gelegentliches und geringfügiges Problem sind, sollten Sie einen Arzt klären lassen, ob eine organische Ursache dahintersteckt.

Vorbeugende Maßnahmen

▶ Machen Sie sich Gedanken darüber, was Sie besonders stark belastet. Läßt sich Streß vermeiden oder zumindest verringern? Erlernen Sie eine Entspannungstechnik.

▶ Sorgen Sie dafür, daß Sie ausreichend Schlaf bekommen. Behalten Sie möglichst Ihren gewohnten Schlaf-Wach-Rhythmus auch am Wochenende bei. Mit eher harten Matratzen und flachen Kopfkissen wirken Sie Verspannungen entgegen.

▶ Ernähren Sie sich gesund. Falls nötig, schränken Sie Ihren Alkohol- und Nikotinkonsum ein.

▶ Stärken Sie Ihren Körper, indem Sie regelmäßig Sport treiben.

▶ Achten Sie auf ergonomisch durchdachte und Ihren speziellen Bedürfnissen angepaßte Büromöbel – vor allem, wenn Sie oft durch Schulter- oder Rückenprobleme verkrampft sind. Eine Brille mit der korrekten Stärke erleichtert die Computerarbeit.

▶ Auch auf langen Autofahrten sollten Sie bequem sitzen.

▶ Lüften Sie regelmäßig.

▶ Meiden Sie, wenn möglich, starken Lärm.

▶ Lassen Sie Bluthochdruck konsequent behandeln.

▶ Auch ein zu niedriger Blutzuckerspiegel kann sich durch Kopfschmerzen bemerkbar machen. Essen Sie deshalb regelmäßig eine Kleinigkeit.

▶ Überlegen Sie, ob die Kopfschmerzen im Zusammenhang mit bestimmten Nahrungsmitteln oder Medikamenten auftreten. Wenn Sie einen entsprechenden Verdacht haben, weisen Sie Ihren Arzt darauf hin

Apfelessig zur Vorbeugung

Apfelessig steht in dem Ruf, sich langfristig günstig auf Kopfschmerzen auszuwirken. Trinken Sie zwei- bis dreimal täglich ein Getränk aus 2 Eßlöffeln Apfelessig und 1 Eßlöffel Honig auf ein Glas Wasser. Die Apfelessigkur sollte etwa 6 Wochen lang durchgeführt werden.

Behandlung mit Hausmitteln

Großmutters Hausrezept: Kräutertee

Lassen Sie sich eine Teemischung aus Hopfen, Baldrian, Lavendel, Melisse und Johanniskraut (zu gleichen Teilen) zusammenstellen. Falls Ihnen der Geschmack zu streng ist, können Sie noch etwas Pfefferminze zugeben. Ein Teelöffel dieser Kräutermischung wird mit einer Tasse kochendem Wasser übergossen. 10 Minuten ziehen lassen, abseihen. Gönnen Sie sich nach dem Trinken dieses Tees 15 Minuten absolute Ruhe in einem abgedunkelten Raum.

Tausendgüldenkrauttee wird ebenfalls empfohlen, vor allem gegen einen „Kater" nach übermäßigem Alkoholgenuß.

Chemische Schmerzmittel helfen zwar in vielen Fällen prompt, haben jedoch Nebenwirkungen und können auf die Dauer Ihr Kopfschmerzproblem sogar noch verschlimmern. Machen Sie deshalb die oben aufgeführten Vorbeugemaßnahmen zur Grundlage Ihres Anti-Kopfschmerz-Programms. Und wenn es doch wieder einmal passiert ist, haben Sie die Wahl aus einem umfangreichen Arsenal an natürlichen Behandlungsverfahren. Da Kopfschmerzen individuell sehr unterschiedlich auf eine Behandlung ansprechen, müssen Sie möglicherweise erst einige Maßnahmen durchprobieren, bis Sie die am besten geeignete(n) gefunden haben.

■ **Gymnastik.** Lockerungsübungen können Verspannungen im Hals-Nacken-Bereich lindern.

Anwendung: Neigen Sie den Kopf zunächst langsam nach vorn bis auf die Brust, richten Sie ihn dann wieder auf, und legen Sie ihn in den Nacken. Gehen Sie dabei sehr behutsam vor, da Sie sonst Ihre Halswirbelsäule überstrapazieren könnten. Schließen Sie langsame Kreisbewegungen mit den Armen an.

Kälte. Versuchen Sie kalte Wasseranwendungen.
Anwendung: Sie können ganz einfach ein mit kaltem Wasser getränktes, gut ausgedrücktes Handtuch auf die schmerzende Stelle legen oder diese mit Eiswürfeln massieren.
Anwendung: Kalte Stirnauflagen mit Heilerde oder rohen Kartoffelscheiben haben sich bewährt, ebenso Apfelessigkompressen.

Wärme. Manchen Menschen hilft Wärme bei Kopfschmerz besser als Kälte.
Anwendung: Probieren Sie warme Kamillenauflagen bzw. -umschläge auf Stirn, Schläfen und Nacken aus. Sie können auch ein warmes Fußbad oder ein Vollbad mit Lavendel- bzw. Baldrianzusatz nehmen.

Wechselduschen. Wechselduschen regen die Durchblutung an und vertreiben so einen „Kater".
Anwendung: Duschen Sie jeweils einige Minuten warm und danach einige Sekunden kalt, wobei immer mit kalt abgeschlossen werden soll.

Ätherische Öle. Nutzen Sie die Wirkung von ätherischen Ölen.
Anwendung: Einige Tropfen japanisches Heilpflanzenöl oder Pfefferminzöl, auf die Schläfen aufgetupft, kühlen. Andere Möglichkeiten sind Lavendel-, Rosmarin- oder Teebaumöl.
Anwendung: Als Körperöl zur entspannenden Massage hat sich z.B. eine Mischung aus 35 Tropfen Cajeput- und 15 Tropfen Lavendelöl in 50 ml Johanniskrautöl bewährt.
Anwendung: 2 Tropfen Angelika- oder Basilikumöl, auf ein Taschentuch gegeben, sind so sanft, daß sie auch für Kinder gut geeignet sind.

Kaffee. Möglicherweise verschwinden Ihre Kopfschmerzen nach einer Tasse Kaffee. Probieren Sie es aus – aber trinken Sie nicht zuviel.

»Wenn Sie ätherische Öle verwenden wollen, nehmen Sie am besten japanisches Heilpflanzen- oder Pfefferminzöl, Lavendel-, Rosmarin- oder Teebaumöl.«

Behandlung mit Medikamenten

Als schmerzlindernde Präparate stehen zur Verfügung:

- *Acetylsalicylsäure* ASS (nicht für Kinder),
- *Paracetamol* (Kinder),
- *Ibuprofen* (nicht bei Kindern im Rahmen einer Selbstbehandlung und nicht in höheren Dosierungen).

Häufig werden insbesondere Paracetamol und ASS zusammen mit *Coffein* kombiniert angeboten.

Außerdem:

- *Phenazon* und *Propyphenazon* (nicht bei Säuglingen und Kleinkindern, nicht in der Schwangerschaft und Stillzeit)

Achtung!

Die Präparate Phenazon und Propyphenazon dürfen von Säuglingen und Kleinkindern sowie während der Schwangerschaft und Stillzeit nicht eingenommen werden.

Wann zum Arzt?

- Bei sehr starken Kopfschmerzen, vor allem, wenn sie erstmals auftreten.
- Wenn die Schmerzen über längere Zeit nicht nachlassen oder immer wieder kommen.
- Nach einem Schlag oder Sturz auf den Kopf.
- Wenn die Kopfschmerzen von anderen Störungen wie Schwindel, Sehstörungen, Erbrechen, Schlafstörungen oder Problemen mit dem Kurzzeitgedächtnis begleitet sind.

Krampfadern

Häufigste Ursachen

In den Venen wird das Blut zum Herz zurücktransportiert und durch den Druck, den die umgebenden Muskeln bei der Bewegung ausüben, sozusagen „ausgepreßt". An den Beinen – der häufigsten Stelle von Krampfadern – geschieht das gegen die natürliche Schwerkraft. Es ist überhaupt nur möglich, weil sich in den Venen Klappen befinden, die ein Zurückströmen verhindern. Kein Wunder, daß dieses komplizierte System anfällig ist für Verschleiß. Vor allem bei Menschen mit stehenden Berufen, aber auch während der Schwangerschaft, wenn durch das Gewicht des Kindes das Zurückfließen des Blutes durch den Beckenraum erschwert ist, besteht die Gefahr, daß die überlasteten Gefäße sich weiten und sich Krampfadern bilden. Sie ist besonders groß bei schwachem Bindegewebe und starkem Übergewicht. Seltener gehen Krampfadern auf andere Ursachen zurück wie z.B. die gefährlichen Krampfadern in der Speiseröhre bei Leberzirrhose, die entstehen, weil das Blut nicht mehr ungehindert durch die Leber fließen kann und sich staut. Gelegentlich entstehen einzelne Krampfadern auch durch lokale Verletzungen.

Rund 70 Prozent aller Deutschen (mehr Frauen als Männer) leiden unter krankhaften Veränderungen der Venen in irgendeiner Form und Ausprägung – von im allgemeinen harmlosen, aber unansehnlichen Besenreisern und schweren Beinen bei Hitze bis hin zu offenen Beinen, Thrombosen und der möglicherweise tödlichen Lungenembolie.

» **Rund 70 Prozent aller Deutschen, darunter mehr Frauen als Männer, leiden unter krankhaften Veränderungen der Venen in irgendeiner Form.** «

Krampfadern neigen dazu, sich im Lauf der Zeit zu verschlimmern. Um dies zu verhindern oder zumindest hinauszuzögern, sollten Sie rechtzeitig Maßnahmen dagegen ergreifen.

Vorbeugende Maßnahmen

Sie können eine ganze Menge tun, um zu verhindern, daß Ihre Krampfadern stärker werden.

▶ Eine gesunde, nicht zu kalorienreiche Ernährung, mit der Sie auch ein eventuelles Übergewicht abbauen, ist dabei eine gute Grundlage. Reichlich Ballaststoffe (sofern Sie diese vertragen) verhindern eine Verstopfung und den damit verbundenen Blutstau im Beckenbereich.

▶ Achten Sie auf locker sitzende Kleidung, die Sie auch im Sitzen nicht einschnürt. Die Bündchen von Strümpfen dürfen nicht zu eng sein.

» Krampfadern neigen dazu, sich im Lauf der Zeit zu verschlimmern. Zur Verhinderung bzw. zur Hinauszögerung sollten Sie deshalb rechtzeitig vorbeugende Maßnahmen ergreifen. «

▶ Leichte Stützstrümpfe machen Ihnen das Leben angenehmer, wenn Sie (vor allem im Sommer) lange stehen müssen – auch wenn Ihre Beine makellos sind. Falls Sie allerdings arterielle Durchblutungsstörungen haben, dürfen Sie keine Stütz- oder Kompressionsstrümpfe tragen!

▶ Tragen Sie bequeme, möglichst flache Schuhe, und gehen Sie häufiger mal zu Fuß nach Hause oder benutzen Sie die Treppen statt des Aufzugs.

▶ Machen Sie zwischendurch immer wieder einige Minuten lang folgende Übungen: Stellen Sie sich (in Strümpfen) auf die Zehenspitzen, und wippen Sie einige Male auf und ab. Dann rollen Sie die Zehen kräftig zu Krallen ein und strecken sie wieder. Mehrfach wiederholen. Zum Schluß heben Sie die Beine etwas an und machen einige kreisende Bewegungen im Fußgelenk. Das geht am besten, wenn man auf dem Rücken liegt.

▶ Lagern Sie zwischendurch die Beine immer wieder für eine Weile hoch.

▶ Venen enthalten in ihrer Wand zwar bedeutend weniger Muskelzellen als Arterien, können aber trotzdem trainiert werden. Wechselduschen und Güsse – immer von der Peripherie des Körpers zum Zentrum und mit einem kalten Guß als Abschluß – sorgen dafür, daß sich diese Gefäße wieder besser zusammenziehen können. Bei heißen Bädern dagegen ist Vorsicht geboten. Sprechen Sie darüber mit Ihrem Arzt.

▶ Falls Sie eine Fußbodenheizung einbauen lassen wollen, überdenken Sie Ihre Entscheidung noch einmal: Ein warmer Boden fördert die Entstehung von Krampfadern.

Behandlung mit Hausmitteln

■ **Apfelessig.** Apfelessig leistet bei schweren Beinen und Krampfadern in Form von kalten Beinwickeln, kalten Fußbädern oder Waschungen gute Dienste.

Anwendung: Zur Aktivierung des Stoffwechsels können Sie 2 Eßlöffel Apfelessig in 1 Glas Wasser geben. Trinken

Sie diese Mischung kurmäßig über mehrere Wochen 2- bis 3mal am Tag.

■ **Ätherische Öle.** Leichte Massagen mit ätherischen Ölen können Ihr Wohlbefinden ebenfalls verbessern. Geeignet sind u.a. Zitronen-, Teebaum- oder Sandelholzöl.
Anwendung: Massieren Sie immer nur ganz vorsichtig, um die Krampfader auf keinen Fall zu verletzen.

■ **Spargel.** Spargel wirkt entwässernd – ein Grund mehr, ihn öfter mal zu genießen.

Wichtiger Hinweis

Bei Krampfadern, die noch nicht stark ausgeprägt sind, helfen Roßkastanienextrakt- oder Weinlaub-Präparate. Außerdem bieten sich zur äußerlichen Anwendung Präparate an, die Heparin oder Hirudin enthalten.

Wann zum Arzt?

Sollte Ihr Hausarzt noch nicht über Ihr Venenproblem informiert sein, bitten Sie ihn beim nächsten Besuch um eine kurze Untersuchung. Er kann Ihnen z.B. Stützstrümpfe verordnen, die Ihnen im Sommer oder bei Flugreisen gute Dienste leisten werden. Außerdem gibt es pflanzliche Präparate mit nachgewiesener Wirksamkeit. Wenn eine Krampfader verletzt ist und blutet, wenn die Umgebung des Gefäßes gerötet, geschwollen und schmerzhaft ist oder wenn sich ein Geschwür bildet, müssen Sie unbedingt einen Arzt aufsuchen.

Krämpfe

> »Krämpfe können überall dort auftreten, wo es Muskelfasern gibt. Die Störung kann auf einzelne Muskeln oder Muskelgruppen begrenzt sein wie beispielsweise Wadenkrämpfe oder den ganzen Körper erfassen, so bei manchen epileptischen Anfällen.«

Typische Beschwerden

Zum Krampf kommt es, wenn sich ein Muskel, der sich auf einen Nervenimpuls hin angespannt hat, aus irgendeinem Grund anschließend nicht wieder entspannen kann. Krämpfe können deshalb praktisch überall im menschlichen Körper auftreten, wo es Muskelfasern gibt – man denke nur an Magenkrämpfe (siehe Seite 159), Nierenkoliken und die Krämpfe der Blutgefäße beim Raynaud-Phänomen.

Die Störung kann auf einzelne Muskeln oder Muskelgruppen begrenzt sein wie z. B. Wadenkrämpfe oder den ganzen Körper erfassen, wie bei manchen epileptischen Anfällen.

Wir befassen uns hier nur mit lokalisierten Krämpfen der Skelettmuskulatur, von denen Wadenkrämpfe die häufigsten sind.

Häufigste Ursachen

Der Krampf kann im Einzelfall sehr unterschiedliche Ursachen haben:

- Ein Muskel oder eine Muskelgruppe kann durch zu intensives Training überanstrengt worden sein.
- Der Körper ist nicht ausreichend mit den für Nerven und Muskeln wichtigen Mineralien Kalium und Magnesium versorgt. Das kann verschiedene Gründe haben: Möglicherweise enthielt die Nahrung zu wenig Mineralstoffe, oder mit dem Schweiß ging bei Belastung in großer Hitze sehr viel verloren.

Länger anhaltender Durchfall oder Erbrechen können zu Mineralstoffverlusten geführt haben, ebenso entwässernde Medikamente (Diuretika) oder Abführmittel.

Auch bei Schilddrüsenerkrankungen, Diabetes mellitus oder chronischem Alkoholmißbrauch ist ein Mangel nicht selten. Während der Schwangerschaft muß einem erhöhten Mineralstoffbedarf Rechnung getragen werden.

▶ Eine arterielle Verschlußkrankheit oder ein fortgeschrittenes Venenleiden kann sich u.a. in Wadenkrämpfen äußern.

▶ Auch verschiedene Erkrankungen des Nervensystems können unwillkürliche Muskelzuckungen und Krämpfe hervorrufen.

Vorbeugende Maßnahmen

Mit einfachen Maßnahmen können Sie sich bei einem Krampf meist schnell selbst helfen. Vor allem, wenn Sie viel Sport treiben und dabei öfter Probleme mit Wadenkrämpfen haben, sollten Sie Vorbeugemaßnahmen ergreifen.

Der Arzt kann Ihnen dabei helfen, indem er ab und zu Ihren Mineralstoffstatus kontrolliert.

Achtung!

Anders als bei vielen anderen Sportverletzungen ist Kälteanwendung bei Muskelkrämpfen ungeeignet.

▶ Achten Sie auf eine gesunde, vollwertige Ernährung mit viel Obst, Gemüse und Salaten. Mit Bananen, aber auch mit Fisch, Geflügel oder Spargel können Sie viel Kalium aufnehmen. Getreide oder frisches Gemüse versorgen Sie besonders gut mit Magnesium.

Eine gute Maßnahme ist es auch, täglich 2 bis 3 Gläser eines Apfelessig-Getränks (2 Eßlöffel Apfelessig auf 1 Glas Wasser) zu trinken.

▶ Verlegen Sie im Sommer Ihre sportlichen Aktivitäten auf die frühen Morgenstunden oder in den Abend. Löschen Sie Ihren Durst mit reichlich Apfelsaftschorle – und zwar schon während des Trainings, nicht erst danach. Bedenken Sie dabei, daß während eines anstrengenden Trainings nicht selten 4 Liter und mehr Flüssigkeit sowie erhebliche Mengen an Mineralstoffen verloren gehen können, die wieder ersetzt werden müssen.

▶ Lassen Sie die Muskulatur stark fordernde Trainingseinheiten nicht direkt aufeinander folgen, sondern verteilen Sie sie.

▶ Falls Sie wenig Sport treiben und unter Wadenkrämpfen leiden, sollten Sie Übungen zur Kräftigung der Muskulatur (z.B. mehrfach hintereinander in den Zehenstand gehen) in Erwägung ziehen. Steigern Sie das Übungspensum langsam.

▶ Schränken Sie, falls nötig, Ihren Alkohol- und Nikotinkonsum ein. Gehen Sie überlegt mit Abführmitteln um.

Behandlung mit Hausmitteln

„Erste Hilfe" Setzen Sie sich auf den Boden, strecken Sie das krampfende Bein, umgreifen Sie die Zehen, und ziehen Sie sie kräftig in Richtung Schienbein. Sie können die Wade auch dehnen, indem Sie den Fuß gegen eine Wand stemmen. Ist der Krampf im Sitzen oder Liegen aufgetreten, stehen Sie auf und gehen Sie umher. Treten Sie dabei kräftig auf. War der Krampf Folge einer sportlichen Aktivität, so beenden Sie diese nach Möglichkeit – andernfalls kommt es wahrscheinlich zu weiteren Krämpfen.

■ **Ätherische Öle.** Mit einer leichten Massage, einem entspannenden Bad oder ganz lockerem Auslaufen fördern Sie die Durchblutung der betroffenen Muskelpartien und sorgen derart dafür, daß der Muskelkater nicht so stark wird.

Mit ätherischen Ölen wie Lavendel, Baldrian, Pfefferminze oder Teebaum können Sie die Wirkung dieser Maßnahmen noch verstärken (für Bäder immer mit einem Emulgator wie Sahne oder Pflanzenöl mischen, da die Öle selbst nicht wasserlöslich sind und in konzentrierter Form die Haut reizen können).

Behandlung mit Medikamenten

Bei Muskelkrämpfen sind Magnesiumpräparate angezeigt.

Wichtiger Hinweis

Wenn Sie häufiger Krämpfe haben und die aufgeführten Vorbeugemaßnahmen nicht helfen, sollte ein Arzt nach der Ursache fahnden. Leiden Sie an einer der oben aufgeführten Erkrankungen, sollten Sie ohnehin in Behandlung sein und mit Ihrem Arzt auch über das Problem „Krämpfe" sprechen.

Kreislaufprobleme

Häufigste Ursachen

Kreislaufstörungen können die unterschiedlichsten Ursachen haben – zu niedrigen bzw. zu hohen Blutdruck oder auch bereits durch Arteriosklerose verengte Blutgefäße. Generell gilt: Sie können selbst viel für Ihren Kreislauf tun, indem Sie Ihre Lebensweise überprüfen – und diese ändern, wenn sie Ihrer Gesundheit nicht zuträglich ist. Je früher Sie damit anfangen, desto besser ist es natürlich; aber es ist nie zu spät. Bedenken Sie jedoch, daß hinter den Störungen nicht nur vorübergehende Fehlregulierungen, sondern auch gefährliche Veränderungen an Herz und Gefäßen stecken können, die unbedingt vom Arzt diagnostiziert und behandelt werden müssen.

Behandlung mit Hausmitteln

Mit einer gesunden Lebensweise können Sie Ihre Herz-Kreislauf-Risikofaktoren vermindern und die Fähigkeit zur Anpassung an Belastungen verbessern. Besprechen Sie mit Ihrem Arzt, wie Sie die Behandlung am besten unterstützen können.

Großmutters Hausrezept: Knoblauch-Rotwein-Apfelessig

Ziehen Sie 8 frische Knoblauchzehen ab, und halbieren Sie diese. Geben Sie sie zusammen mit je 1 Zweig Basilikum und Estragon, 1 Teelöffel Pfefferkörnern, 1 Lorbeerblatt und etwas Zitronenmelisse in ein großes Gefäß. Gießen Sie mit je 1/2 Liter Rotwein sowie Apfelessig auf, und lassen Sie diese Mischung im gut verschlossenen Gefäß 2 bis 3 Wochen ziehen. Gut zu kräftig schmeckenden Salaten.

■ **Bewegung.** Verschaffen Sie sich regelmäßig Bewegung, und steigern Sie dabei Ihr Trainingspensum (bei bereits bestehenden Erkrankungen immer in Absprache mit dem Arzt).

■ **Entspannung.** Bauen Sie Streß ab. Erlernen Sie eine Entspannungstechnik Ihrer Wahl.

■ **Ernährung.** Stellen Sie Ihre Ernährung auf eine gemüsereiche und fleisch- sowie fettarme Vollwertkost um. Reichlich Vitamine sorgen dabei für eine optimale Funktion des Stoffwechsels; die Vitamine E, C und Beta-Karotin schützen als Radikalfänger auch das Herz-Kreislauf-System. Magnesium, Kalium, Kalzium und Selen sind wichtige Mineralstoffe; zur Versorgung damit kann z.B. Apfelessig wesentlich beitragen.

<u>Anwendung:</u> Trinken Sie täglich 2 bis 3 Gläser einer Mischung aus 2 Eßlöffeln Apfelessig und 1 Glas Wasser. Sie können noch 1 Eßlöffel Honig dazugeben.

Knoblauch, Zwiebeln und Lauch enthalten Stoffe, die einer Arterienverkalkung entgegenwirken, und sollten deshalb oft auf dem Speiseplan stehen. Allerdings sollten es schon Mengen von etwa 3 Gramm Knoblauch pro Tag sein!

Möhren, Sellerie, Spinat und Petersilie gelten als kreislaufberuhigend. Sie könnten beispielsweise einen frischen Saft daraus zubereiten.

Kefir ist ein beliebtes Nahrungsmittel, wenn es darum geht, den Blutdruck zu senken.
Anwendung: Ein Getränk aus 500 Gramm Kefir und einer zerdrückten Knoblauchzehe.

Mehrere kleinere Mahlzeiten pro Tag belasten den Kreislauf weniger als drei große, und Sie werden wahrscheinlich leistungsfähiger sein. Achten Sie aber darauf, daß Sie nicht anfangen, unkontrolliert zu naschen.

Verwenden Sie nicht zuviel Kochsalz – frische Kräuter sind gesünder und sorgen für einen abwechslungsreichen Geschmack.

Falls Sie übergewichtig sind, sollten Sie abnehmen.

■ **Ätherische Öle.** Lavendel- und Zitronenöl regen einen schwachen Kreislauf an.
Anwendung: Nehmen Sie bei niedrigem Blutdruck z. B. ein lauwarmes Vollbad, dem Sie einige Tropfen ätherisches Öl in einer Trägeremulsion wie Sahne zugesetzt haben.

■ **Wasser.** Mit Wasseranwendungen können Sie die Durchblutung fördern.
Anwendung: Hier bieten sich z. B. Güsse und Wechselduschen an.

Bei Herz-Kreislauf-Erkrankungen sollten Sie darüber aber vorher mit Ihrem Arzt sprechen. Möglicherweise sind die sanfteren Ganzköperwaschungen (mit Apfelessig) oder Trockenbürstenmassagen besser für Sie geeignet.

■ **Wein.** Alkoholischen Getränken, vor allem dem Rotwein, wird nachgesagt, daß sie das Herz-Kreislauf-Risiko senken können. Wissenschaftliche Studien scheinen dies zu bestätigen. Bedenken Sie aber, daß nur sehr begrenzte Mengen gesundheitsfördernd sein können. In hohen Dosen ist und bleibt Alkohol ein Gift! Trinken Sie jeden Tag 1 Glas Rotwein.

■ **Weißdorn.** Verschiedene Tees können die Behandlung von Herz-Kreislauf-Erkrankungen unterstützen: Weißdorntee wird beispielsweise bei Herzschwäche (siehe Seite 112) angewendet.

Achtung!

Geben Sie das Rauchen auf. Trinken Sie möglichst wenig Kaffee.

Behandlung mit Medikamenten

Medikamente, die den Blutdruck stärken, heißen Antihypotonika. Zu ihnen zählen die Sympathomimetika, das sind Substanzen mit einer ähnlichen Wirkung wie das körpereigene Noradrenalin. Sie führen zu einer Verengung der arteriellen Gefäße, wodurch der Blutdruck steigt und die Herzfrequenz erhöht wird. Wirksame Substanzen sind:

- *Etilefrin,*
- *Midodrin,*
- *Norfenefrin,*
- *Octodrin,*
- *Oxilofrin,*
- *Pholedrin* (setzt zusätzlich körpereigenes Noradrenalin frei).

Wichtiger Hinweis

Suchen Sie einen Arzt auf, wenn die Beschwerden häufiger auftreten oder länger anhalten. Starke oder nie zuvor aufgetretene Beschwerden können Warnzeichen für eine ernste Erkrankung sein. Die Ursache sollte unverzüglich von einem Arzt geklärt werden.

Lausbefall

Häufigste Ursachen

Aufgrund der in den westlichen Ländern recht guten Hygiene treten Läuse nicht mehr so häufig auf wie noch vor einigen Jahrzehnten, doch wird momentan wieder eine steigende Tendenz registriert. Bei Läusen handelt es sich um Parasiten, die den Körper befallen und sich dort meist in behaarten Bereichen einnisten. Läuse sind nicht nur ein unangenehmes Übel, das Juckreiz verursacht, sondern sie können Typhus übertragen und müssen deshalb unbedingt vernichtet werden. Läuse können sich auf dem Kopf, am Körper oder im Genitalbereich aufhalten. Man unterschiedet zwischen Kopf-, Filz- und Kleiderläusen. Die Eier der Läuse nennt man Nissen.

Kopfläuse sitzen in den Kopfhaaren und kleben ihre grauweißen Nissen an den Haaransätzen nahe der Kopfhaut fest. Die Nissen lassen sich nur extrem schwer abstreifen. Kopfläuse verursachen einen starken Juckreiz. Da sie nicht springen können, werden sie direkt von Mensch zu Mensch – durch unmittelbaren Kontakt, durch ausgefallene, mit Nissen behaftete Haare, durch gemeinsame Verwendung von Kämmen, Mützen etc. – übertragen. Schul- und Kindergartenkinder sind häufig betroffen, da sich die Kinder hier leicht gegenseitig anstecken können.

»Läuse können sich auf dem Kopf, am Körper oder im Genitalbereich aufhalten. Man unterscheidet daher zwischen Kopf-, Filz- und Kleiderläusen.«

Filzläuse findet man in den Scham-, Brust- und Achselhaaren, treten aber auch an den Wimpern auf. Sie werden nur durch sehr engen Körperkontakt, beispielsweise durch Geschlechtsverkehr, übertragen. Symptome des Filzlausbefalls sind Juckreiz, ekzemartige Veränderungen und kleine blaue Flecken an den Einstichstellen.

Die *Kleiderläuse* sitzen meist in der Unterwäsche, insbesondere im Bereich von Schulter und Taille. Sie äußern sich durch starken Juckreiz und rote, durch den Biß verursachte Pünktchen auf der Haut. Kleiderläuse sind nahezu immer auf schlechte hygienische Verhältnisse zurückzuführen. Sie können fiebrige Erkrankungen übertragen, weshalb eine ärztliche Behandlung anzuraten ist.

Vorbeugende Maßnahmen

Läusen ist mit normalen Hausmitteln nicht beizukommen, doch können Sie trotzdem selbst etwas tun und damit die ärztliche Behandlung unterstützen.

▶ Treten Läuse in Schule oder Kindergarten auf, sollten zuerst Lehrer, Erzieherinnen und/oder Eltern benachrichtigt werden, damit alle Kinder sofort untersucht und eventuell behandelt werden.

» Läusen ist mit normalen Hausmitteln nicht beizukommen. Trotzdem können Sie selbst etwas tun und damit die ärztliche Behandlung flankierend unterstützen. «

- Vernichten Sie alle Bürsten, Kämme und sämtlichen Haarschmuck.
- Kopfkissen und andere Bettwäsche, getragene Kleidung und benutze Handtücher müssen ausgekocht, am besten aber ebenfalls vernichtet werden. Nur so können Sie verhindern, daß überlebende Läuse frische Wäsche immer wieder infizieren.
- Desinfizieren Sie Autositze und Polstermöbel mit einem speziellen Antiläuse-Spray.
- Filzläuse werden mit Antiläuse-Emulsion vernichtet.
- Bei starkem Läusebefall sollten die Haare entfernt und der entsprechende Bereich mit einer speziellen Creme aus der Apotheke behandelt werden.
- Vermeiden Sie unbedingt zu kratzen, da sich die Wunden infizieren könnten.

Behandlung mit Medikamenten

Mittel gegen Läuse sind Gifte; sie wirken in geringen Konzentrationen toxisch auf das Nervensystem der Parasiten und ohne Schaden für den Menschen.

- *Benzylboat* (synthetisch),
- Extrakte oder Inhaltsstoffe aus *Chrysanthemenarten* (Pyrethrumextrakt, Pyrethrine), deren Wirkung durch Piperonylbutoxid verstärkt wird.

Lippenherpes

Typische Beschwerden

Beim Lippenherpes handelt es sich um schmerzhafte Bläschen, die an den Lippen sowie auf der Mund- und Nasenschleimhaut lokalisiert sind. Sie treten häufig als Begleitsymptom einer Grippe auf, was ihnen auch den Namen *Fieberbläschen* einbrachte.

Lippenbläschen werden durch das Virus Herpes simplex verursacht. Die erste Ansteckung mit diesem Erreger erfolgt meistens in den ersten 5 Lebensjahren und verläuft oft völlig unbemerkt. Da man sich bereits durch einen einmaligen Kontakt mit dem Herpes-simplex-Virus anstecken kann, tragen nahezu alle Menschen dieses Virus ein Leben lang in sich. Es kann durch verschiedene Reize wie Sonne, Erkältung, Streß aktiviert werden, und die Krankheit bricht dann aus.

Lippenherpes beginnt mit mit Brennen, Spannen und Jucken der Haut. Nach einigen Stunden bilden sich Bläschen, die mit einer klaren Flüssigkeit gefüllt sind. Wiederum einige Stunden später öffnen sich die Bläschen, und die Flüssigkeit tritt aus. Anschließend kommt es zu gelblichen Verkrustungen, die langsam abheilen. Die Beschwerden verschwinden nach ungefähr 10 Tagen zumeist von selbst. Wenn die Lippenbläschen einmal aufgetreten sind, auch wird man sein ganzes Leben lang darunter leiden.

Wichtiger Hinweis

Das Herpesvirus kann auch andere Körperteile befallen und dann zu folgenden Erkrankungen führen: Gürtelrose, Herpes genitalis oder einer Viruserkrankung des Auges. Patienten mit Lippenherpes und einer Immunschwäche weisen ein relativ hohes Risiko auf, an solchen Infektionen zu erkranken.

Häufigste Ursachen

Die häufigsten Ursachen für das Ausbrechen von Lippenherpes sind:

- Sonneneinstrahlung, vor allem im Hochgebirge,
- zahnärztliche Behandlung,
- Fieber, Erkältung, Grippe,

- Streß,
- Menstruation,
- Nahrungsmittelallergien,
- gestörte Immunabwehr.

Behandlung mit Hausmitteln

Achten Sie darauf, daß Sie, wenn Sie die Bläschen berührt haben, Ihre Hände gut waschen, um das Virus nicht auf andere Körperregionen zu übertragen. Verzichten Sie während der Erkrankung auf Küssen. Benutzen Sie nicht dasselbe Eßgeschirr wie infizierte Personen.

■ **Ätherische Öle.** Mit dem Öl des australischen Teebaums wird die Heilung der Bläschen gefördert und der Juckreiz gelindert.

Anwendung: Betupfen Sie die befallenen Stellen mehrmals täglich mit einer Mischung aus jeweils 40 Tropfen Teebaum- und Manukaöl.

Behandlung mit Medikamenten

Zur örtlichen Behandlung dieser Virusinfektion eignen sich Substanzen wie:

- *Aciclovir* (es hemmt die Vermehrung des Virus),
- *Heparin-Natrium* in Kombination mit Zinksulfat zur Wundheilung,
- *Zinksulfat*, das die Austrocknung der Herpesbläschen fördert und das Eindringen von Viren in gesunde Zellen hemmt.

Wichtiger Hinweis

Normalerweise heilt Lippenherpes problemlos von allein ab. Wenn er jedoch stark ausgeprägt ist oder in kurzen Abständen immer wieder auftritt, sollten Sie einen Arzt aufsuchen.

Magenbeschwerden

Typische Beschwerden

Im Magen wird unsere Nahrung mit der Magensäure vermischt und durch Muskelbewegungen zum Magenausgang befördert. Die Nahrung wird durch den Magensaft für die Verdauung durch die im Darm befindlichen Bakterien vorbereitet: So werden beispielsweise die Fette durch Enzyme teilweise aufgespalten und abgebaut.

Bei nervösen Magenbeschwerden ist die Bewegung der Magenmuskulatur beeinträchtigt. Wenn die Magenklappe nicht mehr richtig funktioniert, fließt Magensäure in die Speiseröhre zurück, und man bekommt Sodbrennen. Es besteht aber auch die Möglichkeit, daß zuviel oder zu wenig Magensäure produziert wird.

Als Beschwerden beobachtet man: Magendrücken, Blähungen, Völlegefühl, Sodbrennen, Übelkeit, Erbrechen, Appetitlosigkeit, Magenkrämpfe sowie Mundtrockenheit.

Da einige dieser Symptome auch im Rahmen anderer Erkrankungen des Magens auftreten können, beispielsweise bei einer Magenschleimhautentzündung (siehe Seite 165), ist eine ärztliche Abklärung notwendig.

» Zu den Magenbeschwerden rechnet man Magendrücken, Blähungen, Völlegefühl, Sodbrennen, Übelkeit, Erbrechen, Appetitlosigkeit, Magenkrämpfe sowie Mundtrockenheit. «

Häufigste Ursachen

Zu den häufigsten Ursachen für Magenbeschwerden gehören:

- übermäßiger Alkohol,- Kaffee- oder Nikotingenuß,
- Streß, psychische Belastung,
- ungesunde Ernährung, hastiges Essen,
- zu kalte, zu heiße, zu stark gewürzte Speisen
- bestimmte Arzneimittel (Acetysalicylsäure),
- Magenerkrankungen,
- Lebensmittelunverträglichkeiten.

Vorbeugende Maßnahmen

Achten Sie auf eine gesunde und ausgewogene Ernährung. Streichen Sie fette und kalorienreiche Lebensmittel von Ihrem Speiseplan. Statt dessen sollten Sie sich ballaststoffreich ernähren mit viel Gemüse, Früchten und Vollkornprodukten. Wichtig ist auch, daß Sie sich fürs Essen reichlich Zeit nehmen: Essen Sie langsam, und kauen Sie die Speisen ausreichend lange. Nehmen Sie nichts kurz vor dem Schlafengehen zu sich. Schränken Sie Ihren Konsum von Alkohol, Koffein und Nikotin ein.

Behandlung mit Hausmitteln

Großmutters Hausrezept: Lakritze

Lakritze besteht im wesentlichen aus dem eingedickten Saft der Süßholzwurzel. Die Inhaltsstoffe lösen Krämpfe, schützen die Magenschleimhaut und können sogar die Heilung von Geschwüren beschleunigen. Doch sollten Sie keinesfalls jeden Tag Unmengen von Lakritze kauen, denn überdosiert birgt Süßholzwurzel auch gewisse Risiken: erhöhten Blutdruck und Wassereinlagerungen. Deshalb sollten Hochdruckpatienten, Schwangere sowie Leber- und Nierenpatienten nicht auf dieses altbekannte Hausmittel zurückgreifen.

■ **Wärme.** Wenn Ihre Beschwerden leichter Natur sind, hilft bereits Wärme. Ihre Schmerzen werden schon nach kurzer Zeit gelindert.
Anwendung: Legen Sie eine Wärmflasche oder warme Tücher auf Ihren Bauch.

■ **Ätherische Öle.** Massagen mit ätherischen Ölen regen die Durchblutung an und tragen zur körperlichen Entspannung bei. Es eignen sich die ätherischen Öle von Bergamotte, Kamille, Fenchel, Melisse oder Pfefferminze.
Anwendung: Massieren Sie das ätherische Öl unter leichtem Druck im Uhrzeigersinn in den Bauch ein.

■ **Kamille.** Kamillentee leistet bei Magenbeschwerden gute Dienste.

Zubereitung: Geben Sie in eine große Tasse 1 gehäuften Eßlöffel Kamillenblüten, und übergießen Sie diese mit heißem Wasser. Die Tasse abdecken (ätherische Öle sind flüchtig!), und den Tee 10 Minuten ziehen lassen. Für Kinder reicht 1/2 Eßlöffel Kamillenblüten.

Anwendung: Trinken Sie bei Bedarf 2 Tassen des Tees.

Auch ein *Kamillenwickel* lindert die Magenbeschwerden.

Zubereitung: Geben Sie 1 Eßlöffel Kamillenblüten in eine Tasse, übergießen Sie diese mit heißem Wasser, und lassen Sie die Mischung 10 Minuten ziehen. Danach sieben Sie den Aufguß ab.

Anwendung: Legen Sie einen mit lauwarmem Kamillenaufguß getränkten Wickel auf den Bauch, und lassen Sie ihn 15 Minuten einwirken

Behandlung mit Medikamenten

Siehe auch unter Aufstoßen (siehe Seite 31) und Bauchschmerzen (siehe Seite 36); bei vorliegender Magenschleimhautentzündung (Gastritis, siehe Seite 165) sollte eine Selbstbehandlung unterbleiben (Besiedelung des Magens mit Helicobacter pylori).

Wichtiger Hinweis

Falls die Magenbeschwerden oft auftreten oder längere Zeit anhalten, sollten Sie einen Arzt aufsuchen. Auch wenn Sie sich schwindlig und schwach fühlen, Fieber haben oder Blut erbrechen, müssen Sie dringend einen Arzt konsultieren.

Magengeschwür, Zwölffingerdarmgeschwür

Symptome, Ursachen und Behandlung von Magen- und Zwölffingerdarmgeschwür entsprechen sich weitgehend. Beide Erkrankungen unterscheiden sich lediglich hinsichtlich ihrer Lokalisation. Das Magengeschwür entwickelt sich – wie der Name schon sagt – an der Magenschleimhaut, das Zwölffingerdarmgeschwür entsteht am angrenzenden Teil des Dünndarms, dem Zwölffingerdarm (Ulcus duodeni).

Typische Beschwerden

» Charakteristisch für ein Magen- bzw. Zwölffingerdarmgeschwür sind Schmerzen im linken Oberbauchbereich, die mit der Nahrungsaufnahme zusammenhängen und sich auch in Druck- sowie Völlegefühl äußern. «

Charakteristisch für beide Erkrankungen sind Schmerzen im linken Oberbauchbereich, die mit der Nahrungsaufnahme zusammenhängen und sich auch in Druck- sowie Völlegefühl äußern. Ein Unterschied besteht jedoch bezüglich des zeitlichen Auftretens der Schmerzen: Beim Magengeschwür verspürt man sie meist unmittelbar nach den Mahlzeiten, beim Zwölffingerdarmgeschwür dagegen auf nüchternen Magen. Weitere Symptome sind Appetitlosigkeit, Sodbrennen, Übelkeit und evtl. auch Erbrechen.

Häufigste Ursachen

Ein Geschwür entwickelt sich auf Grund einer zu starken Magensäureproduktion. Dadurch wird das Gleichgewicht zwischen der aggressiven Magensäure und den Schutzfaktoren an der Schleimhaut gestört. Seit einiger Zeit diskutiert man auch, daß ein bestimmtes Bakterium – Helicobacter pylori – bei der Entstehung eines Magengeschwürs eine entscheidende Rolle spielt. Hier ist noch weitere Forschungsarbeit notwendig.

Grundsätzlich gilt, daß alles, was die Magensäureproduktion übermäßig steigert, für ein Magengeschwür verantwortlich sein kann, also:

- psychische Belastungen,
- Streß,
- Alkoholmißbrauch,
- Nikotinmißbrauch,
- Kaffee,
- Schwarzer Tee,
- Medikamente (sogenannte nicht-steroidale Antirheumatika wie Ibuprofen und Schmerzmittel),
- chronische Magenentzündung,
- Operation, Unfall.

Vorbeugende Maßnahmen

Am wichtigsten ist, daß Sie Streß vermeiden, was natürlich in unserer heutigen Zeit sehr schwierig ist. Hier hilft das Erlernen verschiedener Methoden zur Streß- und Konfliktbewältigung. Ernähren Sie sich ausgewogen und gesund. Essen Sie nicht zu hastig, und nehmen Sie nicht zu große Portionen zu sich. Treiben Sie Sport – auch da kann man abschalten –, und schlafen Sie ausreichend. Verzichten Sie auf Alkohol und Zigaretten.

Behandlung mit Hausmitteln

Großmutters Hausrezept: Lakritze

Lakritze besteht im wesentlichen aus dem eingedickten Saft der Süßholzwurzel. Ihre Inhaltsstoffe lösen Krämpfe, schützen die Magenschleimhaut und können sogar die Heilung von Geschwüren beschleunigen. Doch sollten Sie keinesfalls jeden Tag große Mengen von Lakritze kauen, denn überdosiert birgt die Süßholzwurzel auch gewisse Risiken: erhöhten Blutdruck und Wassereinlagerungen. Deshalb sollten Hochdruckpatienten, Schwangere sowie Leber- und Nierenpatienten nicht auf dieses altbekannte Hausmittel zurückgreifen.

■ **Wärme.** Ein Heizkissen, eine Wärmflasche oder ein warmer Wickel können die Beschwerden häufig lindern.

■ **Honig.** Neueste Laboruntersuchungen zeigen, daß Manukahonig (der Honig vom neusseländischen Teebaum) gegen den extrem widerstandsfähigen Erreger von Magengeschwüren Helicobacter pylori äußerst aktiv ist. Überträgt man die Laborbedingungen auf den Menschen, so müßte man mit täglich 1/2 Teelöffel Manukahonig auf nüchternen Magen Helicobacter erfolgreich vertreiben können, und das Magengeschwür heilt aus. Klinische Untersuchungen zu diesem Thema fehlen noch.

■ **Kamille.** Kamillentee beruhigt den Magen.
Zubereitung: Geben Sie in eine große Tasse 1 gehäuften Eßlöffel Kamillenblüten, und übergießen Sie diese mit heißem Wasser. Die Tasse abdecken (ätherische Öle sind flüchtig!), und den Tee 10 Minuten ziehen lassen. Für Kinder reicht 1/2 Eßlöffel Kamillenblüten.
Anwendung: Trinken Sie 2 Tassen täglich.

Heiße *Wickel mit Kamilleaufguß* lindern die Schmerzen.
Zubereitung: Geben Sie 1 Eßlöffel Kamillenblüten in eine Tasse, übergießen Sie diese mit heißem Wasser, und lassen Sie die Mischung 10 Minuten ziehen. Danach sieben Sie den Aufguß ab.
Anwendung: Tränken Sie ein Leintuch darin, das Sie für 15 Minuten auf den Bauch legen.

Behandlung mit Medikamenten

Magengeschwüre müssen vom Arzt behandelt werden.

Wichtiger Hinweis

Bei unklaren Schmerzen im linken Oberbauch sollten Sie einen Arzt aufsuchen. Ein Magengeschwür kann aufbrechen. Deshalb muß bei Bluterbrechen oder schwarz gefärbtem Stuhl sofort ein Arzt gerufen werden.

Magenschleimhaut-entzündung (Gastritis)

Typische Beschwerden

Die Magenschleimhaut wird durch eine Schleimschicht vor aggressiven Stoffen wie der Magensäure geschützt. Diese Schleimschicht kann durch viele Faktoren beschädigt werden, wodurch aggressive Stoffe die Magenschleimhaut angreifen sowie schädigen können, und sie entzündet sich. Diese Entzündung kann akut oder chronisch verlaufen.

Die Symptome einer Magenschleimhautentzündung sind:

- plötzliche starke Magenschmerzen oder -krämpfe,
- Völlegefühl,
- Übelkeit,
- Erbrechen,
- allgemeine Schwäche mit Kopfschmerzen,
- eventuell Fieber,
- belegte Zunge, eventuell Mundgeruch.

Die Beschwerden vergehen meist innerhalb eines Tages wieder.

Achtung!

Eine chronische Gastritis ruft oft überhaupt keine Beschwerden hervor.

Häufigste Ursachen

- Infektion mit Helicobacter pylori,
- Medikamente (nicht-steroidale Antirheumatika wie Ibuprofen, Schmerzmittel),
- nervöser Magen,
- Alkohol, Nikotin, Kaffee,
- Lebensmittelvergiftung,
- Virusinfektion,
- Magensäurerückfluß.

Behandlung mit Hausmitteln

Großmutters Hausrezept: Lakritze

Lakritze besteht im wesentlichen aus dem eingedickten Saft der Süßholzwurzel. Ihre Inhaltsstoffe lösen Krämpfe, schützen die Magenschleimhaut und können sogar die Heilung von Geschwüren beschleunigen. Doch sollten Sie keinesfalls jeden Tag große Mengen von Lakritze kauen, denn überdosiert birgt die Süßholzwurzel auch gewisse Risiken: erhöhten Blutdruck und Wassereinlagerungen. Deshalb sollten Hochdruckpatienten, Schwangere sowie Leber- und Nierenpatienten nicht auf dieses altbekannte Hausmittel zurückgreifen.

Für alle hier aufgeführten Tees gilt: sie ungesüßt trinken, da Zucker die Magensäureproduktion noch weiter anregt.

■ **Eibisch.** Eibisch wirkt reizlindernd. Damit man die volle Wirkung erzielt, sollten Sie den Tee jedesmal frisch zubereiten.

Zubereitung: Übergießen Sie 1 Eßlöffel der zerkleinerten Eibischwurzel mit einer großen Tasse kochendem Wasser. Lassen Sie den Aufguß 1 bis 2 Stunden stehen, und rühren Sie ihn mehrmals um. Gießen Sie den Tee dann ab, und kochen Sie ihn kurz auf.

Anwendung: Trinken Sie 3 Tassen täglich.

■ **Fenchel.** Fencheltee wirkt bei allen Magenerkrankungen. Er ist sehr mild und deshalb auch für Kinder sowie Säuglinge geeignet. Das ätherische Öl des Fenchels, Fenchon, beruhigt die Magenwände.

Zubereitung: Übergießen Sie 1 gehäuften Teelöffel zerdrückte Fenchelfrüchte mit 1/4 Liter kochendem Wasser. Den Tee 10 Minuten ziehen lassen, dann abseihen.

Anwendung: Trinken Sie den Tee nach den Mahlzeiten.

■ **Kamille.** Mit Kamillentee helfen Sie der angegriffenen Magenschleimhaut.

Zubereitung: Geben Sie in eine große Tasse 1 gehäuften

Eßlöffel Kamillenblüten, und übergießen Sie diese mit heißem Wasser. Die Tasse abdecken (ätherische Öle sind flüchtig!), und den Tee 10 Minuten ziehen lassen. Für Kinder reicht 1/2 Eßlöffel Kamillenblüten.
Anwendung: Trinken Sie 3 bis 4 Tassen täglich.

■ **Süßholzwurzel.** Ein Tee aus Süßholzwurzel beruhigt den Magen.
Zubereitung: Setzen Sie 1/2 Teelöffel fein geschnittene Süßholzwurzel mit 1 Tasse kaltem Wasser an. Lassen Sie den Tee kurz aufkochen, und gießen Sie ihn nach 15 Minuten durch ein Sieb ab. Trinken Sie 3 bis 4 Tassen täglich, jedoch nicht länger als 2 Wochen.

Behandlung mit Medikamenten

Eine chronische Magenschleimhautentzündung muß vom Arzt behandelt werden.

Wichtiger Hinweis

Dauern die Beschwerden über längere Zeit an, oder besteht ein Verdacht auf ein Magengeschwür, sollten Sie einen Arzt aufsuchen.

Mandelentzündung

Typische Beschwerden, häufigste Ursachen

Durch eine Infektion mit Erkältungs- bzw. Grippeviren oder auch durch Streptokokken können die Gaumenmandeln anschwellen. Meist leiden die Betroffenen dann auch unter Fieber und Halsschmerzen. In der Regel beginnt die Erkrankung mit Fieber, das unter Umständen auch höher sein kann. Kopfschmerzen, allgemeine Schwäche und Appetitlosigkeit sowie Schüttelfrost kommen hinzu. Tritt die Mandelentzündung (Tonsillitis) im Rahmen einer Grippe oder Erkältung auf, so ist sie meist mit starkem Husten, Schnupfen und Brustschmerzen verbunden.

Behandlung mit Hausmitteln

Sie können durch verschiedene Hausmittel die medikamentöse Therapie des Arztes unterstützen.

■ **Apfelessig.** Bei einer Mandelentzündung empfiehlt sich das Gurgeln mit einer verdünnten Apfelessiglösung.

Zubereitung: Geben Sie 25 ml Apfelessig in 75 ml lauwarmes Wasser.

Anwendung: Gurgeln Sie stündlich mit dieser Lösung.

Achtung!

Schlucken Sie die Lösung keinesfalls herunter!

Ein feucht-heißer *Halswickel* unterstützt die Wirkung des Gurgelns.

Anwendung: Tauchen Sie ein Handtuch in heißes Wasser mit 3 Eßlöffeln Apfelessig, und legen Sie es sich zweimal täglich um den Hals.

■ **Ätherische Öle.** Mit einem Brustwickel aus Lavendel- und Eukalyptusöl können Sie Ihre Atemwege vom Schleim befreien und so die Beschwerden einer Mandelentzündung lindern.

■ **Honig.** Bestimmt kennt jeder die berühmte „Heiße Milch mit Honig" – ein wahres Wundermittel gegen Halsschmerzen. Achten Sie jedoch darauf, daß Sie nicht heiße, sondern warme Milch verwenden, denn schon ab 40 °C werden die für die antibakteriellen Effekte des Honigs verantwortlichen Inhaltsstoffe zerstört. Wenn Sie keine Milch mögen, können Sie warmen Tee mit Honig trinken.

Eine Halsentzündung wird auch durch Zitronensaft mit Honig rasch gelindert:

Zubereitung: Vermischen Sie 1 bis 2 Teelöffel Zitronensaft, 150 ml warmes Wasser und 1 Teelöffel flüssigen Honig.

Anwendung: Trinken Sie den Zitronensaft zweimal täglich.

■ **Kamille.** Falls Sie von einer Mandelentzündung heimgesucht werden, müssen Sie mit starken Schluckbeschwerden und Halsschmerzen rechnen. Hier kann die

antibakterielle Wirkung der Kamille zum Zuge kommen.
Anwendung: Spülen Sie den Mund mehrmals täglich mit warmem Kamillentee, und gurgeln Sie häufig damit, denn so werden auch die entzündeten Mandelbereiche umspült.

Behandlung mit Medikamenten

Hier bieten sich folgende Substanzen an:

- *Antiseptika* wie Acriflaviniumchlorid, Hexitidin Ammoniaklösung, Benzalkoniumchlorid etc. zum Gurgeln oder Einpinseln.
- *Ätherische Öle* wie Eukalyptol, Cineol, Thymianöl etc. in Lutschpastillen lindern die Schmerzen und regen den Speichelfluß an, so daß der Hals vor Austrocknung bewahrt wird.
- *Lokalanästhetika* wie Benzocain oder Lidocain lindern die Schmerzen
- *Lokalantibiotika* wie Thyrothricin oder Gramicidin wirken antibakteriell.

Wichtiger Hinweis

Die Tonsillitis ist keineswegs eine harmlose Erkältung. Wird sie nicht ausreichend behandelt, kann sie chronisch werden und schwere Folgeerkrankungen verursachen. Deshalb muß bei einer Mandelentzündung unbedingt der Arzt aufgesucht werden.

Masern

Typische Beschwerden

Masern werden durch Viren verursacht. Sie sind eine typische Kindererkrankung, können aber auch Menschen aller Altersgruppen betreffen. Sie beginnen wie eine Erkältung mit hohem Fieber, Schnupfen, Husten und Gliederschmerzen. Oft ist auch die Bindehaut entzündet und schmerzt. Den für diese Viruserkrankung typischen Hautausschlag beobachtet man zuerst hinter den Ohren. Er breitet sich von dort über den ganzen Körper aus. Das unter Umständen stark juckende Exanthem bildet sich nach ungefähr einer Woche zurück.

Behandlung mit Hausmitteln

Gegen die Erkrankung selbst können Sie eigentlich gar nichts tun. Sie können jedoch dafür sorgen, daß sich Ihr Kind nicht alleine fühlt, und ihm liebevoll Trost zusprechen.

Isolieren Sie den kleinen Patienten ungefähr 8 bis 12 Tage. Verdunkeln Sie das Krankenzimmer, und schränken Sie vor allem den Fernsehkonsum ein, da die Augen geschont werden müssen. Achten Sie darauf, daß Ihr Kind viel trinkt.

■ **Hexennuß.** Gegen den Juckreiz des Masernausschlags hilft die Hexennuß.

Anwendung: Mischen Sie 1 Teelöffel Hexennuß mit 250 ml Wasser, und tragen Sie die Mischung auf die Haut auf.

Wichtiger Hinweis

Masern müssen vom Arzt behandelt werden. Mittlerweile gibt es Impfstoffe, die vor einer Masernerkrankung schützen.

Wann zum Arzt?

Sie sollten mit Ihrem Kind immer den Arzt aufsuchen, wenn es Masern hat. Sie können Ihr Kind durch eine Impfung gegen Masern immunisieren lassen. Diese Impfung wird zusammen mit der gegen Mumps und Röteln verabreicht.

Menstruationsbeschwerden

Häufigste Ursachen

Die meisten Frauen leiden gelegentlich unter einer schmerzhaften Regelblutung. Nach einer Geburt lassen diese Beschwerden jedoch meist nach. Der Schmerz entsteht durch eine Überproduktion eines bestimmte Prostaglandins, einer hormonähnlichen Substanz, welche die Gebärmuttermuskulatur anregt, sich zusammenzuziehen – ähnlich wie während des Geburtsvorgangs. Diese Kontraktion der Muskulatur löst die Krämpfe aus.

Manche Frauen verlieren während der Menstruation auch relativ viel Blut. Hierfür ist ein Ungleichgewicht bestimmter Hormone verantwortlich, das zu einem verstärkten Aufbau der Gebärmutterschleimhaut führen kann, die während der Menstruation abgestoßen wird. Aber auch die Spirale löst bei manchen Frauen eine sehr starke Blutung aus.

» Manche Frauen verlieren während der Menstruation relativ viel Blut. Dafür ist ein Ungleichgewicht bestimmter Hormone verantwortlich, was zu einem verstärkten Aufbau der Gebärmutterschleimhaut führen kann, die während der Menstruation abgestoßen wird. «

Behandlung mit Hausmitteln

■ **Ätherische Öle.** Gegen Menstruationsbeschwerden helfen die ätherischen Öle von Cajeput, Salbei, Anissamen, Zypresse und Majoran.
Anwendung: Mischen Sie einige Tropfen eines dieser Öle mit 1 Eßlöffel Körperöl. Massieren Sie mit der Mischung ab dem 10. Tag vor dem erwarteten Eintritt der Periode täglich vorsichtig Bauch und unteren Rücken.

Leiden Sie unter zu starken Blutungen, helfen die ätherischen Öle von Zypresse, Geranie und Wacholder.
Anwendung: Geben Sie ein paar Tropfen eines der Öle in 1 Eßlöffel Körperöl, und massieren Sie während der Periode damit Ihren Bauch im Uhrzeigersinn.

■ **Kamille.** Kamillenblüten können die während der Menstruation auftretenden Krämpfe lindern.

Zubereitung: Geben Sie 3 Teelöffel der getrockneten Blüten in 1 Tasse kochendes Wasser, und seihen Sie den Tee nach 15 Minuten ab.
Anwendung: Trinken Sie 3 Tassen täglich.

■ **Schafgarbe.** Schafgarbentee kann starke Blutungen während der Menstruation reduzieren.
Zubereitung: Geben Sie 1 Teelöffel der getrockneten Pflanze in 1 Tasse kochendes Wasser, und seihen Sie den Tee nach 10 Minuten ab.
Anwendung: Trinken Sie 2 Tassen täglich.

Wichtiger Hinweis Gegen Krämpfe während der Regelblutung können Sie Schmerzmittel (Ibuprofen, Acetylsalicylsäure) einnehmen.

Wann zum Arzt?

Sollten Sie unter sehr starken Schmerzen leiden oder viel Blut verlieren, müssen schwerwiegende Ursachen durch eine ärztliche Untersuchung ausgeschlossen werden.

Migräne

Typische Beschwerden

Mit Migräne bezeichnet man anfallsartige, starke, pulsierende, oft halbseitig auftretende Kopfschmerzen. Häufig sind sie von Übelkeit, Erbrechen, Lärm- und Lichtempfindlichkeit sowie von Flimmern vor den Augen begleitet. Bei einigen Patienten tritt vor den eigentlichen Kopfschmerzen ein schmerzfreies Stadium auf, in dem es zu Sehstörungen sowie Kribbeln in den Gliedmaßen kommen kann.

Ein Migräneanfall dauert bis zu mehreren Tagen und kann dem Betroffenen – überwiegend Frauen – schwer zu schaffen machen. Oft müssen sich die Patienten ins Bett legen und können die alltäglichen Handgriffe nicht mehr ausführen.

Häufigste Ursachen

Die häufigsten Ursachen einer Migräne sind:

- Gefäßverengungen und im weiteren Verlauf starke Weitstellungen der Gefäße im Gehirn,
- Vererbung,
- Streß,
- Menstruation,
- übermäßiger Genuß von Alkohol, Nikotin und Kaffee,
- bestimmte Nahrungsmittel wie Schokolade, Käse oder Rotwein,
- grelles Licht.

Behandlung mit Hausmitteln

■ **Ruhe.** Wenn Sie von einer Migräneattacke heimgesucht werden, sollten Sie sich in ein abgedunkeltes Zimmer zurückziehen und sich hinlegen.

■ **Kälte.** Ein Eisbeutel oder eine Kältekompresse im Nacken oder an der schmerzenden Stelle kann helfen.

■ **Ätherische Öle.** Die ätherischen Öle von Fichtennadeln, Kiefern, Minze, Pfefferminze und Weidenrinde verschaffen Linderung.

Anwendung: Massieren Sie den Bereich rund um die Augenhöhlen und die Schläfen leicht mit einem der ätherischen Öle.

Anwendung: Geben Sie ein paar Tropfen Pfefferminzöl auf Stirn und Schläfen.

Wichtiger Hinweis

Die medikamentöse Migränebehandlung gehört in die Hände eines erfahrenen Therapeuten.

Wichtiger Hinweis

Treten Kopfschmerzen zum ersten Mal auf, oder sind sie ungewohnt heftig bzw. verschlimmern sich plötzlich, müssen Sie unverzüglich einen Arzt aufsuchen, damit eine ernste Krankheit ausgeschlossen bzw. behandelt werden kann.

Milchschorf

Typische Beschwerden

Beim Milchschorf handelt es sich um die besondere Form eines Ekzems bei Babys, das meist in den ersten Lebensmonaten auftritt. Er äußert sich durch gelbliche oder bräunliche, fettige Schuppen, die einzeln vorkommen oder aber den ganzen Kopf bedecken. Verursacht wird Milchschorf durch eine Unverträglichkeit der Milch.

Behandlung mit Hausmitteln

Großmutters Hausrezept: Stiefmütterchentee

Geben Sie 1 gehäuften Teelöffel Stiefmütterchenkraut in 250 ml ungechlortes kochendes Wasser. Lassen Sie den Tee 10 bis 12 Minuten ziehen. Seihen Sie danach den Tee durch ein Tuch ab, und verwenden Sie ihn statt normalen Wassers bei der Zubereitung der Flasche für das Baby.

■ **Ätherische Öle.** Teebaumöl wirkt desinfizierend und fördert die Heilung.
Anwendung: Mischen Sie einige Tropfen Teebaumöl in mildes Babyshampoo, und waschen Sie damit die Haare Ihres Babys. Vorsicht, daß nichts in die Augen gelangt!

■ **Öl.** Pflanzenöle können die Schuppen lösen.
Anwendung: Tränken Sie die Kopfhaut des Babys mit

Baby-, besser noch mit Olivenöl. Bevor Sie das Öl nach 24 Stunden auswaschen, kämmen Sie das Haar vorsichtig aus.

Milchschorf sollte nicht mit Medikamenten behandelt werden, da diese das Baby zu stark belasten würden. **Wichtiger Hinweis**

Mumps

Typische Beschwerden

Mumps ist eine Infektionserkrankung, die meist bei Kindern auftritt. Wenn man einmal daran erkrankt war, ist man lebenslang dagegen immun. Da die Erkrankung zu Komplikationen in Form einer Hirnhautentzündung, einer Reizung der Bauchspeicheldrüse und bei Jungen zu einer Hodenentzündung sowie als Folge zur Unfruchtbarkeit führen kann, sollte man seine Kinder gegen Mumps impfen lassen. Dies geschieht zusammen mit Masern (siehe Seite 169) und Röteln (siehe Seite 205).

Charakteristisch für Mumps ist die einseitige, oft recht schmerzhafte Schwellung der entzündeten Ohrspeicheldrüse, die verantwortlich für eine „dicke Backe" ist. Kauen, Schlucken und Drehbewegungen des Kopfes sind sehr schmerzhaft und fallen schwer.

Behandlung mit Hausmitteln

Eine spezielle Behandlung gegen Mumps gibt es nicht. Mit Hausmitteln können Sie jedoch die Situation für Ihr Kind etwas erträglicher machen.

■ **Wärme.** Lokale Wärme in Form eines warmen Ohrwickels oder einer auf das Ohr gelegten Wärmflasche lindert die Beschwerden.

■ **Akupressur.** Gegen die schmerzhafte Schwellung hilft Akupressur.
Anwendung: Drücken Sie mit Ihrem Mittelfinger 2 Minuten lang sanft in die Vertiefung hinter den Ohrläppchen.
■ **Calendula.** Die Schwellung kann ein Aufguß aus Calendula reduzieren.
Zubereitung: Geben Sie 1 Teelöffel der getrockneten Pflanze 10 Minuten in 1 Tasse kochendes Wasser, und seihen Sie dann den Tee ab. Er muß warm getrunken werden.

Behandlung mit Medikamenten

Diese sogenannte Kinderkrankheit sollte unbedingt vom Arzt behandelt werden. Mittlerweile gibt es Impfstoffe, die vor einer Mumpserkrankung schützen.

Wichtiger Hinweis Wenn Ihr Kind unter starken Kopfschmerzen leidet und ein steifer Nacken auftritt, sollten Sie unbedingt einen Arzt rufen.

Mundbläschen

Hierbei handelt es sich um gelblichweiße, leicht rot umrandete Pusteln und Bläschen auf der Mundschleimhaut, die auch eitrig werden können. Meist sind sie mit starken Schmerzen verbunden. Verursacht werden diese Mundbläschen (Aphthen) durch Viren, Bakterien oder Pilze. Ist das Abwehrsystem des Organismus aufgrund einer Erkrankung geschwächt, bilden sich die Mundbläschen relativ oft.

Behandlung mit Hausmitteln

Gegen die Bläschen kann man eigentlich nichts unterneh-

men, außer das Immunsystem zu stärken. Jedoch lassen sich die Schmerzen mit Hausmitteln wirkungsvoll lindern.
Anwendung: Spülen Sie Ihren Mund mit Arnika-, Blutwurz-, Malve- oder Salbeilösungen.
Anwendung: Kauen Sie Heidelbeeren oder frische Basilikumblätter (Ausspucken nicht vergessen!).
Anwendung: Spülen Sie Ihren Mund mit Kamillentee.
Anwendung: Spülen Sie Ihren Mund mit einer 20%igen Teebaumlösung.

Gut zu wissen

Stellen Sie Ihre Ernährung auf etwas weniger säurehaltige Nahrungsmittel um.

Behandlung mit Medikamenten

Zur Desinfektion eignen sich:

- Kamillenöl, Minzöl, Salbeiöl und Thymol,
- Chlorhexidin-Digluconat zum Spülen,
- Natriumpercarbonat,
- Benzoetinktur,
- Cholinsalicylat.

Wichtiger Hinweis

Wenn bei Ihnen solche Mundbläschen auftreten, sollten Sie die genaue Ursache von einem Arzt oder Facharzt feststellen lassen.

Muskelkater

Häufigste Ursachen

Die feinen Muskelfasern unseres Körpers mögen Überanstrengung überhaupt nicht und rächen sich für eine ungewohnte körperliche Belastung am Morgen danach mit einem oft heftigen Muskelkater. Verursacht wird er entweder durch eine Überdehnung der wegen der allgemeinen Bewegungsarmut nicht sehr flexiblen Bindegewebshüllen oder durch eine Häufung von Produkten des Muskelstoffwechsels, der Milchsäure.

> »Das beste Mittel, um einem Muskelkater vorzubeugen, ist eine regelmäßige sportliche Betätigung.«

Vorbeugende Maßnahmen

Das beste Mittel, um einem Muskelkater vorzubeugen, ist eine regelmäßige sportliche Betätigung. Hier bieten sich vor allem Schwimmen, Laufen, Radfahren oder Gymnastik an. Falls Sie trotz aller Vorbeugungsmaßnahmen wie regelmäßige Bewegung, Aufwärmen der Muskulatur vor dem Sport doch einmal einen Muskelkater haben, sollten Sie die betroffenen Muskelgruppen etwas schonen und dann mit anderen Muskeln arbeiten.

Behandlung mit Hausmitteln

■ **Ätherische Öle.** Baden Sie bei Muskelkater einmal täglich warm.

Anwendung: Geben Sie einige Tropfen Teebaum- und Eukalyptusöl zu gleichen Teilen in das Badewasser.

Massieren Sie die schmerzenden Muskeln morgens und abends.

Anwendung: Geben Sie Ihrem natürlichen Massageöl 8 bis 10 Tropfen Teebaumöl bei, und massieren Sie die schmerzenden Muskeln 5 bis 8 Minuten lang kräftig.

■ **Arnika.** Arnika wirkt gegen Schmerzen und Entzündungen. Ein Umschlag mit Arnikatinktur lindert die Beschwerden durch Muskelkater.

Zubereitung: Setzen Sie 10 Gramm getrocknete Blüten mit 90 ml 70%igem Alkohol aus der Apotheke an. Verdünnen Sie die Tinktur mit Wasser im Verhältnis 1:10.

Anwendung: Geben Sie ein Leinentuch in die Tinktur, drücken Sie es gut aus, und legen Sie es mehrmals täglich auf die schmerzenden Stelle

Wichtiger Hinweis Bei Muskelkater bedarf es keiner medikamentösen Behandlung.

Muskelkrämpfe

Häufigste Ursachen

Ein Muskelkrampf entsteht, wenn sich Muskelfasern sehr stark zusammenziehen, danach aber nicht wieder entspannen. Verursacht wird er meistens durch ein gestörtes intramuskuläres Gleichgewicht chemischer Substanzen, speziell durch einen Magnesiummangel.

Die Krämpfe treten meist während oder nach körperlicher Anstrengung auf. Auch starkes Schwitzen kann zu Muskelkrämpfen führen. Häufig kommt es überdies mitten in der Nacht zu Muskelkrämpfen, hauptsächlich der Wadenmuskulatur. Der genaue Auslösemechanismus ist noch nicht bekannt.

»Ein Muskelkrampf wird meistens verursacht durch ein gestörtes intramuskuläres Gleichgewicht chemischer Substanzen, speziell bedingt durch Magnesiummangel.«

Behandlung mit Hausmitteln

■ **Ätherische Öle.** Massagen mit den ätherischen Ölen von Basilikum und Majoran helfen.
Anwendung: Lösen Sie einige Tropfen der ätherischen Öle in 2 1/2 Teelöffeln warmem Mandelöl, und massieren Sie den betroffenen Muskel damit.

■ **Ginkgo biloba.** Ein Aufguß aus Ginkgo löst die Krämpfe.
Zubereitung: Geben Sie 1 Tasse kochendes Wasser über 2 Teelöffel getrocknete Pflanze, und seihen Sie den Tee nach 15 Minuten ab.
Anwendung: Trinken Sie 3 Tassen täglich.

Wichtiger Hinweis

Treten Muskelkrämpfe immer wieder auf, so eignen sich Magnesiumpräparate, um die Entspannung der Muskeln zu gewährleisten.

Nagelbettentzündung

Typische Beschwerden

Bei einer Nagelbettentzündung handelt es sich um eitrige Entzündungen des Nagelbetts. Verursacht werden sie durch Bakterien oder Pilze, die aufgrund kleiner Verletzungen der Nagelhaut ins Nagelbett vordringen können. Da der Eiter dort nur sehr schlecht abfließen kann, breitet er sich möglicherweise unter der Haut bis hin zu den Gelenken aus. Eine Nagelbettentzündung äußert sich durch klopfende Schmerzen sowie ein gerötetes und geschwollenes Nagelbett.

»Eine Nagelbettentzündung äußert sich durch klopfende Schmerzen sowie ein gerötetes und geschwollenes Nagelbett.«

Häufigste Ursachen

Zu den häufigsten Ursachen einer Nagelbettentzündung gehören:

- Verletzungen bei der Maniküre/Pediküre,
- ständiges Arbeiten mit Wasser und Reinigungsmitteln.

Vorbeugende Maßnahmen

Wichtig ist, daß Sie die Maniküre/Perdiküre vorsichtig durchführen. Schneiden Sie Ihre Nägel nicht zu kurz, und verletzen Sie die Nagelhaut nicht dabei. Wenn Sie viel mit Wasser und Reinigungsmitteln arbeiten, sollten Sie zum eigenen Schutz Handschuhe tragen.

Behandlung mit Hausmitteln

■ **Ätherische Öle.** Teebaumöl wirkt antibakteriell und fungizid, tötet also Bakterien und Pilze ab. Deshalb können Sie damit die Entzündung lindern.

Anwendung: Geben Sie 6 bis 8 Tropfen Teebaumöl in eine kleine Schüssel mit warmem Wasser, und baden Sie den betroffenen Nagel zweimal täglich 10 Minuten in der Lösung.

■ **Honig.** Bei leichten Verletzungen sind Honigauflagen sehr effektiv.

Anwendung: Schmieren Sie eine dünne Honigschicht direkt auf die Wunde, und lassen Sie den Honig dann an der Luft trocknen.

Sehr wirksam ist auch die Kombination von Tannenhonig und Kamille.

Zubereitung: Bereiten Sie aus 1 Teelöffel Kamilletropfen oder Kamillenöl und 1 Teelöffel Tannenhonig eine Salbe zu.

Anwendung: Streichen Sie die Salbe auf die Entzündung. Verbrauchen Sie die Salbe direkt, sie hält sich nur kurze Zeit!

Behandlung mit Medikamenten

Bei einer eitrigen Nagelbettentzündung ist eine weitergehende Selbstbehandlung als mit Hausmitteln nicht möglich.

Wichtiger Hinweis

Wenn die Nagelbettentzündung starke Schmerzen verursacht oder eitrig verläuft, sollten Sie einen Arzt aufsuchen. Keinesfalls dürfen Sie die Schwellung selber öffnen, da sonst noch mehr Keime in die Wunde dringen könnten.

Nasenbluten

Häufigste Ursachen

Die zarte Nasenschleimhaut ist sehr stark durchblutet. Sollten ihre feinen Gefäße beschädigt werden, so kann Nasenbluten auftreten. Dies ist meist harmlos und der Blutverlust minimal. Oft kommt es ohne direkten Grund zu

Nasenbluten, z. B. in der Schwangerschaft, wenn die Nasenschleimhaut stärker durchblutet ist. Aber auch Hochdruckpatienten oder Menschen mit Blutgerinnungsstörungen leiden unter häufigerem Nasenbluten. In Ausnahmefällen kann das eigentlich harmlose Nasenbluten auf eine ernsthafte Erkrankung hindeuten.

Die häufigsten Ursachen für Nasenbluten sind:

- Gefäßverletzungen,
- trockene Nase,
- Umwelteinflüsse wie Aufenthalt in großer Höhe, geringer Luftdruck, Klimaanlage,
- Sturz, Verletzung,
- heftiges Naseputzen,
- Schnupfen, Heuschnupfen
- Fremdkörper in der Nase.

Behandlung mit Hausmitteln

Wenn Sie Nasenbluten haben, sollten Sie folgende Maßnahmen ergreifen:

- Lagern Sie den Oberkörper hoch, oder neigen Sie den Kopf in sitzender Haltung weit nach vorne.
- Legen Sie kalte Kompressen in den Nacken.
- Öffnen Sie beengende Kleidungsstücke am Hals.
- Üben Sie für mehrere Minuten Druck auf beide Nasenflügel auf, indem Sie die Nasenflügel nach hinten oder gegen die Nasenscheidewand drücken.

Wichtiger Hinweis

Gehen Sie unbedingt zum Arzt, wenn die Blutung länger als 15 bis 20 Minuten dauert, wenn sie beidseitig oder nach einem Unfall auftritt und wenn Sie häufig grundlos Nasenbluten haben. Kommt Nasenbluten häufiger und in größerem Ausmaß vor, so müssen die betroffenen Äderchen in der Nase vom Arzt verödet werden.

Nasennebenhöhlen-entzündung

Häufigste Ursachen

Bei der Nasennebenhöhlenentzündung (Sinusitis) handelt es sich um eine Entzündung der die Nasennebenhöhlen auskleidenden Schleimhaut. Diese wird durch Keime infiziert und schwillt an. Da das Sekret nicht abfließen kann, verspürt man einen schmerzhaften Druck. Die Sinusitis tritt oft infolge einer Nasenschleimhautentzündung im Rahmen einer Erkältung oder Grippe auf. Bei vielen Menschen ist die Sinusitis aber auch auf eine angeborene Verkrümmung bzw. Verengung des ableitenden Ganges zurückzuführen. Charakteristisch für eine Nasennebenhöhlenentzündung sind Kopfschmerzen, verstopfte Nase und dickflüssiges Sekret.

»Charakteristisch für eine Nasennebenhöhlenentzündung sind Kopfschmerzen, verstopfte Nase und dickflüssiges Sekret.«

Behandlung mit Hausmitteln

■ **Ätherische Öle.** Inhalationen von Teebaumöl wirken antibakteriell.
Anwendung: Geben Sie 5 Tropfen Teebaumöl in eine Schüssel warmes Wasser, und inhalieren Sie die Dämpfe.

■ **Ernährung.** Verwenden Sie bei der Zubereitung Ihrer Speisen möglichst viele scharfe Gewürze wie Knoblauch, Meerrettich und Cayennepfeffer. Sie enthalten Substanzen, welche die Schwellung der Schleimhaut verringern und den Schleimtransport fördern.

■ **Kamille.** Ein Kamillendampfbad hemmt die Entzündung und löst den Schleim.
Anwendung: Übergießen Sie 2 Eßlöffel Kamillenblüten mit kochendem Wasser, und lassen Sie sie 2 Minuten ziehen. Legen Sie ein Handtuch über Ihren Kopf sowie die Schüssel, und inhalieren Sie die aufsteigenden Dämpfe. Seien Sie wegen des heißen Dampfs vorsichtig! Atmen Sie die Dämpfe so lange ein, bis sie abgekühlt sind.

■ **Salzwasser.** Dampfbäder mit Salzwasser helfen bei verstopfter Nase.
Anwendung: Geben Sie 2 Eßlöffel Kochsalz in 1 Liter warmes Wasser, und inhalieren Sie den Dampf.

Behandlung mit Medikamenten
Bei Entzündungen der Nasennebenhöhlen müssen Sie Ihren Arzt aufsuchen.

Wichtiger Hinweis
Sollte nach 1 Woche keine Besserung eingetreten sein oder eine Sinusitis mehr als dreimal pro Jahr auftreten, ist ein Arztbesuch zu empfehlen.

Nervosität

Typische Beschwerden
Nervosität gehört zu den heute oft anzutreffenden psychischen Erkrankungen. Abgesehen von nervösen Reaktionen nach schweren Krankheiten oder Unfällen bzw. als Folge von Drogenmißbrauch hat die Nervosität meist seelische Gründe. Sie äußert sich in starker körperlicher und psychischer Unruhe, zu der noch viele weitere Symptome wie Schlaflosigkeit, Kopfschmerzen, Reizbarkeit oder sogar Angst und Selbstzweifel hinzukommen können.

Auch die Organe können von seelisch bedingter Nervosität betroffen sein. Wer kennt nicht die vor einer wichtigen Prüfung typischen Symptome Durchfall, Herzrasen, Magenkrämpfe und Schwindel?

Behandlung mit Hausmitteln
■ **Apfelessig.** Gegen Nervosität leistet Apfelessig wertvolle Dienste, indem er beruhigend auf die Nerven wirkt.

<u>Anwendung:</u> Trinken Sie 1 Glas Wasser mit 2 Teelöffeln Apfelessig und 1 Teelöffel flüssigem Honig.
<u>Anwendung:</u> Machen Sie ein heißes Apfelessig-Vollbad (1 Tasse Apfelessig ins Badewasser schütten). Das entspannt.

■ **Ätherische Öle.** Sandelholz- und Orangenöl hemmen die Nervosität.
<u>Anwendung:</u> Geben Sie einige Tropfen des ätherischen Öls auf Brust und Schläfen.

■ **Baldrian.** Mit Baldriantinktur oder -tee können Sie eigentlich alle Arten nervöser Reizzustände behandeln. Probieren Sie am besten selbst aus, welche Zubereitung in welcher Dosierung Ihnen am besten bekommt.

Wichtiger Hinweis

Zur Linderung nervöser Zustände ist eine Reihe von Baldrianpräparaten im Handel, die häufig mit anderen beruhigend wirkenden Pflanzenextrakten (z.B. aus Hopfen und Mistel) kombiniert werden.

Wann zum Arzt?

Grundsätzlich gilt wie für alle psychischen Erkrankungen, daß auch die Nervosität – wenn sie häufiger auftritt oder chronisch zu werden droht – vom Arzt behandelt werden muß. Doch auch er kann sie nur dann heilen, wenn die auslösenden Umstände, seien sie körperlicher oder seelischer Natur, erkannt und beseitigt werden.

Nesselsucht

> »Auslöser der Nesselsucht sind in der Regel bestimmte Nahrungsmittel oder Medikamente, Insektenstiche und Chemikalien, auf welche die Haut überempfindlich reagiert.«

Häufigste Ursachen

Unter einer Nesselsucht (Urtikaria) versteht man einen allergisch bedingten Hautausschlag. Die flüchtigen, schubweise auftretenden stark juckenden Quaddeln werden durch eine Überreaktion des Immunsystems verursacht. Meist verschwindet die Urtikaria nach wenigen Stunden, kann aber, je nach Auslöser, auch einige Tage anhalten. Auslöser der Nesselsucht sind in der Regel bestimmte Nahrungsmittel oder Medikamente, Insektenstiche und Chemikalien, auf welche die Haut überempfindlich reagiert. Dies Überempfindlichkeit kann angeboren sein, ist häufig aber auch psychisch bedingt.
Zu den Ursachen für eine Nesselsucht gehören:

- einige Nahrungsmittel wie Milch, Weizen, Zitrusfrüchte, Eier, Erdbeeren und Schalentiere,
- bestimmte Medikamente wie Antibiotika,
- Insektenbisse und -stiche,
- Hitze, Kälte, Sonnenlicht,
- emotionale Verwirrung, Streß.

Behandlung mit Hausmitteln

■ **Kohl.** Ein frisches Kohlblatt hemmt die Entzündung und lindert den Juckreiz.
Anwendung: Legen Sie ein frisches Kohlblatt auf die betroffene Stelle.

Behandlung mit Medikamenten

Bei Nesselsucht eignen sich juckreizstillende Präparate. In Form von Dragees, Tropfen oder Tabletten sind erhältlich:
- *Antihistaminika, die müde machen:* Clemastin, Dimetinden, Diphenhydramin, Doxylamin, Pheniramin.

▶ *Antihistaminika mit kaum oder weniger ermüdender Wirkung:* Astemizol, Loratadin, Terfenadin, Tritoqualin.
▶ *Als Spray für die Nase sind erhältlich:* Chromoglicinsäure, Dimetindenmaleat, Naphazolin, Phenylephrin.

Wann zum Arzt?

Sollte die Urtikaria im Rachen auftreten oder länger als 1 Woche andauern, müssen Sie einen Arzt aufsuchen.

Wichtiger Hinweis

Wenn ein Mensch nach einem Biß oder Stich eines Insekts eine Urtikaria, Schwindel oder Atemnot aufweist, muß sofort der Notarzt gerufen werden, um einen anaphylaktischen Schock zu verhindern.

Neurodermitis

Mit Neurodermitis bezeichnet man eine chronische, juckende, oberflächliche Entzündung der Haut. Mittlerweile gehört die Neurodermitis zu den weltweit häufigsten Hautkrankheiten. In Deutschland leiden über 2 Millionen Menschen an ihr. Die Betroffenen fühlen sich nicht nur durch Entzündungen und Juckreiz stark beeinträchtigt, auch die Reaktion der Umwelt belastet sie stark.

Die wichtigsten Kennzeichen einer Neurodermitis sind Juckreiz, Knötchenbildung auf der Haut und Hautvergröberung an den betroffenen Stellen. Außerdem werden trockene Haut und Lippen sowie oft eine Bindehautentzündung beobachtet.

Meistens erkranken Kinder an einer Neurodermitis. Häufig verschwindet die Erkrankung während der Pubertät von selbst, und nur selten besteht eine lebenslange Belastung. Doch ist es möglich, daß man erst im Erwachsenenalter erstmals von dieser Erkrankung heimgesucht wird. Dann sind meist die Hände, Ohren, Hals und Gesicht vom Ekzem betroffen.

Häufigste Ursachen

Die Ursachen einer Neurodermitis sind noch ungeklärt. Jedoch weiß man, daß:

- die Erkrankung erblich ist; die Eltern leiden meist auch an Neurodermitis;
- innere Faktoren wie psychischer Streß die Krankheit verschlimmern können;
- Umweltfaktoren wie Klima, Luftverschmutzung, Infekte u.ä. ebenfalls die Beschwerden verstärken können.

Vorbeugende Maßnahmen

Wenn eines der Elternteile unter Neurodermitis leidet, können eventuell langes Stillen des Babys und die Vermeidung von Kuhmilchprodukten den Ausbruch der Erkrankung verhindern. Ist das Stillen nicht möglich, sollte hypoallergene Milch (HA-Milch) gefüttert werden. Ist das Kind älter, sollte man besonders darauf achten, auf welche Nahrungsmittel das Kind mit Hautsymptomen reagiert.

»Eventuell können langes Stillen des Babys sowie die Vermeidung von Kuhmilchprodukten den Ausbruch von Neurodermitis verhindern. Falls Stillen nicht möglich ist, sollte hypoallergene Milch (HA-Milch) gefüttert werden.«

Behandlung mit Hausmitteln

Durch Hausmittel kann man die Symptome der Neurodermitis – Juckreiz und Hautschuppung – verringern.

■ **Ätherische Öle.** Lavendel- und Teebaumöl lindern den Juckreiz.

Anwendung: Geben Sie 3 bis 5 Tropfen des ätherischen Öls auf ein nasses Tuch, und legen Sie das Tuch als Kompresse auf die betroffenen Stellen.

■ **Milch.** Ein Vollbad mit Milchzusatz beruhigt die Haut.

Anwendung: Geben Sie eine Mischung aus 250 ml Milch und 1 Eßlöffel Olivenöl ins Badewasser.

Behandlung mit Medikamenten

Leider gibt es kein Medikament (weder frei im Handel noch rezeptpflichtig), das sicher hilft. Es existieren zahlreiche wissenschaftliche Studien zur Wirkung von Nachtkerzenöl bei Neurodermitis: Bis zu 70 Prozent der Patienten sprachen in diesen Untersuchungen früher oder später auf die Behandlung an. Dabei sind die Erfolgsaussichten um so größer, je jünger die Patienten sind. Deshalb profitieren vor allem Kinder von dieser Therapie.

Gegen Neurodermitis muß Nachtkerzenöl in hohen Dosen und über einen langen Zeitraum eingenommen werden. Die ersten Erfolge stellen sich nach frühestens 4 Wochen ein, doch erst nach 12 Wochen kann man feststellen, ob die Therapie positiv verläuft.

»Gegen Neurodermitis kann Nachtkerzenöl in hohen Dosen, über einen langen Zeitraum eingenommen, wirksam helfen. Allerdings stellen sich die ersten erfolge nach frühestens 4 Wochen ein, und erst nach 12 Wochen kann man feststellen, ob die Therapie positiv verläuft.«

Gegen die allergischen Reaktionen und zur Linderung des Juckreizes kann man auf die Antihistaminika zurückgreifen.

In Form von Dragees, Tropfen oder Tabletten sind erhältlich:

- *Antihistaminika, die müde machen:* Clemastin, Dimetinden, Diphenhydramin, Doxylamin, Pheniramin.
- *Antihistaminika mit kaum oder weniger ermüdender Wirkung:* Astemizol, Loratadin, Terfenadin, Tritoqualin.

Manche Neurodermitiker sprechen gut auf die freiverkäuflichen Kortikosteroidsalben an. Das eigentliche Problem läßt sich damit aber auch nicht lösen, die Symptome werden jedoch unter Umständen etwas erträglicher.

Ansonsten gibt es ein unüberschaubares Angebot von Heilsalben und Hautpflegemitteln, von denen als wichtigste Substanzen zu nennen sind:

- *Ichthyole* sind Substanzen aus dem Schieferöl. In wasserlöslichem Zustand hemmen sie das Keimwachstum, steigern die Abwehrkraft der Haut und fördern das Eindringen anderer auf die Haut aufgebrachter Substanzen. Durch eine vermehrte Durchblutung regeneriert sich die Haut, Entzündungen heilen ab.

- *Schwefel* in feiner Verteilung wirkt gegen Keime aller Art und als Schleifpartikel. Aufgrund möglicher toxischer Nebenwirkungen besonders bei großflächiger Anwendung ist von schwefelhaltigen Produkten eher abzuraten.
- *Steinkohleteer* ist gegen Bakterien und Pilze auf der Haut wirksam. Steinkohleteerhaltige Präparate vermindern die Zellerneuerung und wirken entzündungshemmend. Wichtig ist im Zusammenhang mit einer solchen Behandlung, die betroffenen Hautpartien vor Sonneneinstrahlung zu schützen. Hautreizungen sind möglich.
- *Bufexamac,*
- *Johanniskrautöl,*
- *Mandeölsalbe,*
- *ölhaltige Bäder* zur Rückfettung der Haut, z.B. Balmandol.

Ist in erster Linie die sehr trockene, spröde und rissige Haut die Ursache für Entzündungen und Juckreiz, kann Melkfett helfen. Achten Sie darauf, daß Sie ein absolut reines Produkt aus der Apotheke erhalten, also ohne Konservierungsstoffe und Pestizide. Wenden Sie Melkfett nicht an, wenn die Haut „brodelt". Die allergischen entzündlichen Reaktionen verschlimmern sich durch das Fett nur.

Wichtiger Hinweis

Da nur der Arzt die eindeutige Diagnose „Neurodermitis" stellen kann, ist auf alle Fälle eine Arztbesuch anzuraten, wenn sich die ersten Symptome der Erkrankung zeigen.

Niedriger Blutdruck (Hypotonie)

Typische Beschwerden

Im Gegensatz zum Bluthochdruck (siehe Seite 76) ist der niedrige Blutdruck nur schwer zu erkennen, da er weniger Symptome aufweist. Er ist allerdings auch wesentlich ungefährlicher als der hohe Blutdruck, ja er wirkt sich sogar eher positiv auf die Lebenserwartung aus. Viele Menschen „leiden" unter einem niedrigen Blutdruck, ohne jemals Beschwerden zu haben, andere klagen dagegen über Kreislaufsymptome, die häufig bei langem Stehen oder plötzlichem Lagewechsel auftreten. Zu diesen Kreislaufbeschwerden gehören:

- Schwindel, Schwarzwerden vor den Augen,
- kalte Hände und Füße,
- Müdigkeit, Antriebsschwäche,
- Wetterfühligkeit,
- Schlaflosigkeit,
- Herzklopfen, schneller Puls,
- Ohrensausen,
- Schweißausbrüche.

»Niedriger Blutdruck ist wesentlich ungefährlicher als hoher Blutdruck. Er kann sich sogar eher positiv auf die Lebenserwartung auswirken.«

Häufigste Ursachen

Meist ist die Ursache für eine Hypotonie unbekannt, doch manchmal führen dazu:

- innere Erkrankungen,
- Infektionskrankheiten,
- starker Blutverlust oder innere Blutungen,
- Salzmangel, Flüssigkeitsverlust,
- Medikamente,
- Schwangerschaft,
- zuviel Alkohol und Nikotin

Behandlung mit Hausmitteln

■ **Ernährung.** Nehmen Sie pro Tag mehrere kleine Mahlzeiten zu sich. Treiben Sie regelmäßig Sport.

■ **Kneippsche Anwendungen.** Kalte Waschungen morgens und Wassertreten abends stärken das Herz. Auch morgendliche heißkalte Wechselduschen und Bürstenmassagen regen den Kreislauf an.

■ **Ätherische Öle.** Die ätherischen Öle von Kampfer, Pfefferminze, Salbei, Thymian, Rosmarin oder Lavendel beleben.

Anwendung: Geben Sie ein paar Tropfen des jeweiligen ätherischen Öls in das Badewasser.

Anwendung: Massieren Sie einige Tropfen des jeweiligen ätherischen Öls in die Schläfen.

Anwendung: Schnuppern sie ab und zu an einem Speiklavendel-Fläschen.

Anwendung: Geben Sie 2 bis 3 Tropfen Speiklavendel auf ein Tuch, und inhalieren Sie.

Behandlung mit Medikamenten

»Medikamente, die den Blutdruck stärken heißen Antihypotonika. Sie führen zu einer Verengung der Arterien, wodurch der Blutdruck steigt und die Herzfrequenz erhöht wird.«

Medikamente, die den Blutdruck stärken, heißen Antihypotonika. Zu ihnen zählen die Sympathomimetika, Substanzen mit einer ähnlichen Wirkung wie das körpereigene Noradrenalin. Sie führen zu einer Verengung der Arterien, wodurch der Blutdruck steigt und die Herzfrequenz erhöht wird. Zu nennen sind:

- *Etilefrin,*
- *Midodrin,*
- *Norfenefrin,*
- *Octodrin,*
- *Oxilofrin,*
- *Pholedrin* (setzt zusätzlich körpereigenes Noradrenalin frei).

Sie müssen zum Arzt, wenn Sie sehr unter Kreislaufproblemen leiden. Auch wenn Sie schwanger oder bettlägrig sind, sollten Sie bei niedrigem Blutdruck den Arzt aufsuchen, ebenso Kinder mit niedrigem Blutdruck.

Wichtiger Hinweis

Nierenbeckenentzündung

→ Blasenentzündung

Ohrensausen

Häufigste Ursachen

Ohrensausen kann durch die verschiedensten Gründe verursacht werden. Beispielsweise kann es im Rahmen von Kreislauferkrankungen, bei Verletzungen des Trommelfells, bei Innenohrdefekt, Vitamin- und Mineralstoffmangel oder psychischer Belastung auftreten. Aber auch ein bevorstehender Hörsturz kann sich dadurch ankündigen.

Deshalb gilt bei Ohrensausen: Unbedingt die Ursache durch einen Arzt abklären lassen!

Wichtiger Hinweis

Behandlung mit Hausmitteln

■ **Apfelessig.** Apfelessig regt die Durchblutung im Ohrbereich an und kann einen evtl. vorhandenen Mangel an Mineralstoffen ausgleichen. Sollte eine Entzündung vorliegen, wirkt er entzündungshemmend und schmerzlindernd. Anwendung: Machen Sie warme Auflagen mit unverdünntem Apfelessig.

Wichtiger Hinweis

Bei ständigen Ohrgeräuschen (Tinitus) ist das Innenohr in Mitleidenschaft gezogen. Eine Behandlung muß unbedingt vom Arzt durchgeführt werden, und je nach Ursache (Streß, Überbelastung, Hörsturz) wird er die geeigneten Mittel wählen. Die Heilungschancen erhöhen sich, je schneller die Therapie begonnen wird. Übergehen Sie also erste Symptome wie Ohrensausen nicht.

Ohrenschmerzen

»Symptome sind Druck auf den Ohren, die als leichte Ohrenschmerzen sich bemerkbar machen, sowie starke Schmerzen, die in bis hinter dem Ohr liegende Bereiche ausstrahlen können. Manchmal treten auch Fieber und/oder Ausfluß auf.«

Typische Beschwerden

Je nach Ursache äußern sich Ohrenschmerzen mit sehr unterschiedlichen Symptomen: als Druck auf den Ohren, als leichte Ohrenschmerzen, die mit Taubheitsgefühl auftreten können, oder als starke Schmerzen, die in bis hinter dem Ohr liegende Bereiche ausstrahlen. Manchmal sind sie auch mit Fieber und/oder Ausfluß verbunden.

Häufigste Ursachen

Die häufigsten Ursachen für Ohrenschmerzen sind:

- Mittelohrentzündungen (bei Kindern der häufigste Grund für Ohrenschmerzen),
- geplatztes Trommelfell bei einer Mittelohrentzündung (dadurch verringert sich zwar der Schmerz, doch ist ärztliche Hilfe hier unabdingbar),
- mangelhafter Druckausgleich im Ohr (beispielsweise bei starken Höhenschwankungen),
- Verschluß des äußeren Gehörgangs durch Ohrenschmalz oder Fremdkörper,
- Eindringen von Keimen in den äußeren Gehörgang.

Vorbeugende Maßnahmen

Den Druckausgleich können Sie im Ohr wiederherstellen, wenn Sie im Flugzeug oder während Fahrten in große Höhen häufig schlucken oder versuchen zu gähnen. Unterstützt werden diese Bemühungen durch Kaugummikauen oder Bonbonlutschen.

Um Entzündungen des äußeren Gehörgangs zu vermeiden, sollten Sie nach dem Baden oder Duschen Ihre Ohren gut trocknen und beim Schwimmen Ohrstöpsel verwenden. Diese verschließen die Gehörgänge, so daß keine Keime mehr hineingelangen können.

Wichtiger Hinweis

Reinigen Sie Ihre Ohren nie mit Wattestäbchen. Stecken Sie auch sonst keine Gegenstände ins Ohr – außer Ohrstöpseln –, da sie das empfindliche Trommelfell verletzen könnten. Versuchen Sie nie, Fremkörper im Ohr selbst zu entfernen. Suchen Sie dafür immer einen Arzt auf.

Behandlung mit Hausmitteln

■ **Wärme.** Bei leichten Ohrenschmerzen empfindet man Wärme als sehr angenehm. Sie lindert die Symptome.
Anwendung: Legen Sie eine in ein Handtuch eingewickelte Wärmflasche auf das schmerzende Ohr.

■ **Ätherische Öle.** Kamille und Lavendel lindern bei einer Mittelohrentzündung die Schmerzen.
Anwendung: Geben Sie je 4 bis 5 Tropfen der beiden ätherischen Öle in eine Schüssel mit heißem Wasser. Tauchen Sie ein kleines Baumwolltuch in das Wasser, und versuchen Sie, mit dem Tuch so viel ätherisches Öl wie möglich aufzunehmen. Legen Sie das ausgewrungene Baumwolltuch auf das Ohr.
Anwendung: Massieren Sie die ätherischen Öle im Bereich des schmerzenden Ohres ein.

■ **Königskerze.** Königskerzenöl beruhigt den entzündeten Gehörgang.

Anwendung: Träufeln Sie 1 bis 3 Tropfen Königskerzenöl alle 5 Stunden vorsichtig in den Gehörgang. Jedoch muß vorher sichergestellt sein, daß das Trommelfell nicht geplatzt ist.

■ **Zwiebel.** Linderung bei Ohrenschmerzen, die auf eine Entzündung zurückzuführen sind, bringt auch eine Zwiebelkompresse.

Anwendung: Hacken Sie 1 große oder 2 kleine Zwiebeln sehr klein. Verteilen Sie die Zwiebelstücke auf 2 Taschentücher, falten Sie diese zusammen, und legen Sie sie auf die Ohren. Wickeln Sie einen Schal um Ihren Kopf, um die Tücher zu befestigen.

Behandlung mit Medikamenten

Ohrenschmerzen werden oft durch Entzündungen im äußeren Gehörgang aufgrund von Feuchtigkeit, Kälte oder Keimbefall (Furunkeln) hervorgerufen. Es stehen Medikamente zur Verfügung, die gegen die Schmerzen wirken bzw. ein Abschwellen der Schleimhäute (Nasentropfen) hervorrufen:

▶ *Phenazon* wirkt schmerzlindernd und antientzündlich sowie fiebersenkend.

Nehmen die Schmerzen weiter zu, sollten Sie jedoch unbedingt einen Arzt aufsuchen. Leicht kann die Entzündung nämlich auch auf das Mittelohr übergreifen.

Achtung!

Besonders Ohrenschmerzen bei Kindern sollten ärztlich abgeklärt werden.

Wann zum Arzt?

Wenn Sie unter starken Schmerzen leiden, hohes Fieber und/oder Ausfluß haben oder Ihr Hörvermögen eingeschränkt ist, sollten Sie unbedingt einen Arzt aufsuchen.

Osteoporose

→ Knochenschwund

Prämenstruelles Syndrom

Typische Beschwerden

An den Tagen vor Beginn der Menstruation leiden viele Frauen – rund 40 Prozent – unter körperlichen und meist auch psychischen Beschwerden. Diese verschwinden nach Einsetzen der Regelblutung. Man spricht hier vom prämenstruellen Syndrom, abgekürzt PMS. Es kann regelmäßig oder nur ab und zu auftreten. Hauptsächlich betroffen sind Frauen, die älter als 30 Jahre sind.

Die körperlichen Beschwerden beim PMS äußern sich in Form ziehender Schmerzen im Unterleib, von Rückenschmerzen, Spannungsgefühl in den Brüsten, Wassereinlagerungen, Verstopfung und Völlegefühl, Heißhunger auf Süßes oder Salziges und vor allem von Kopfschmerzen und Übelkeit. Weitaus mehr setzen der Frau und auch ihrer Umwelt allerdings die psychischen Beschwerden zu: Dazu gehören Reizbarkeit, innere Unruhe, Nervosität, extreme Stimmungsschwankungen, depressive Verstimmung, Schlafstörungen und Konzentrationsprobleme.

Die genauen Ursachen dieses „Chaos" vor den Tagen sind noch nicht genau geklärt. Klar ist jedoch, daß ein Ungleichgewicht im Hormonhaushalt und psychische Faktoren eine wichtige Rolle spielen.

» Die körperlichen Beschwerden äußern sich in Form ziehender Schmerzen im Unterleib, von Rückenschmerzen, Spannungsgefühl in den Brüsten, Wassereinlagerungen, Verstopfung und Völlegefühl über Heißhunger auf Süßes oder Salziges bis zu Kopfschmerzen und Übelkeit. «

Behandlung mit Hausmitteln

■ **Ernährung.** Essen Sie viel Obst, Salate sowie Reis und Gemüse. Verwenden Sie Salz nur sparsam: Dadurch wird überflüssiges Wasser aus dem Körper gespült. Trinken Sie viel Früchtetee. Verzichten Sie auf Süßigkeiten, die dem Organismus Vitamine und Mineralstoffe entziehen.

■ **Ätherische Öle.** Tauchen Sie abends einfach in der Badewanne „ab".

Anwendung: Geben Sie einem Vollbad (36 bis 38 °C) ein paar Tropfen der ätherischen Öle von Ylang-Ylang oder

Neroli zu. Bleiben Sie 20 Minuten im Wasser, und gehen Sie dann gleich ins Bett.
Anwendung: Geben Sie ab 2 Wochen vor Beginn der Periode einige Tropfen der ätherischen Öle von Geranie, Salbei und Lavendel ins Badewasser.

Auch Römische Kamille oder Melisse können helfen:
Anwendung: Geben Sie 1 Tropfen des jeweiligen ätherischen Öls auf ein Taschentuch, und inhalieren Sie.

■ **Birkenblätter.** Mit einem Tee aus Birkenblättern lindern Sie die Beschwerden des PMS.
Zubereitung: Stellen Sie eine Mischung aus 1 Eßlöffel Birkenblättern, 2 Eßlöffeln samenfreien Gartenbohnenhülsen sowie je 1/2 Eßlöffel Schachtelhalm, Schafgarbe und Kamillenblüten her. Setzen Sie 2 Teelöffel dieser Mischung mit 250 ml kaltem Wasser an. Erhitzen Sie das Ganze bis zum Kochen, und seihen Sie den Tee ab.
Anwendung: Trinken Sie 2 bis 3 Tassen täglich.

Behandlung mit Medikamenten

Bei prämenstruellem Syndrom (PMS) und Spannungs- sowie Schwellungsgefühl in der Brust eignen sich – nach vorheriger diagnostischer Abklärung durch den Arzt – folgende Präparate:

- Keuchschlamm bzw. Mönchspfefferfrüchte,
- Traubensilberkerzen-Wurzelstock (PMS in Zusammenhang mit den Wechseljahren)

Wichtiger Hinweis Falls eines oder mehrere der genannten Symptome plötzlich deutlich heftiger ausgeprägt ist/sind als sonst, sollten Sie einen Arzt aufsuchen.

Prostatabeschwerden

Typische Beschwerden

Die Prostata (Vorsteherdrüse) umschließt beim Mann den Teil der Harnröhre kurz vor der Blase. Wegen dieser räumlichen Beziehung kann eine Vergrößerung der Prostata – ob gutartig oder bösartig – den Harnleiter einengen und folglich den Harnabfluß behindern.

Nach dem 40. Lebensjahr beginnen die einzelnen Bestandteile der Prostata zu wuchern. Das Organ kann dabei das Fünf- bis Zehnfache des normalen Gewichts erreichen, also etwa 100 bis 200 Gramm. Diese gutartige Vergrößerung der Prostata – die sogenannte benigne Prostatahyperplasie (BPH) – kommt bei Männern ab dem 50. Lebensjahr relativ häufig vor.

»Bei Wucherungen kann die Prostata das Fünf- bis Zehnfache des normalen Gewichts erreichen, also etwa 100 bis 200 Gramm.«

Die benigne Prostatahyperplasie kann individuell in ihren Beschwerden unterschiedlich verlaufen. Manche Männer bemerken über viele Jahre überhaupt nichts von der Erkrankung. Bei anderen treten dagegen vor allem mit steigendem Alter mehr oder weniger gravierende Symptome auf. Man unterscheidet je nach Schweregrad der Symptome drei Krankheitsstadien:

1. Das Reizstadium. Die Betroffenen erleben einen häufigen und plötzlich auftretenden starken Harndrang, verursacht durch die Einengung der Harnröhre. Typisch sind immer häufigeres nächtliches Wasserlassen und das „Harntröpfeln" vor sowie nach dem Wasserlassen. Der Harnstrahl wird immer schwächer. Eventuell können Schmerzen bei der Harnentleerung auftreten.

2. Das Restharnstadium. Zunächst kann die Blase den Widerstand, den die vergrößerte Prostata dem Urinfluß entgegenbringt, noch durch Verstärkung der Blasenmuskulatur überwinden. Schreitet die Erkrankung jedoch fort, ist die Muskulatur nicht mehr in der Lage, den Mechanismus in Gang zu halten. Jetzt kann die Blase nicht mehr

vollständig entleert werden, ein Teil des Harns bleibt zurück. Dieser „Restharn" begünstigt die Bildung von Blasensteinen und stellt einen geeigneten Nährboden für Bakterien dar. Deshalb sind in diesem Stadium Harnwegsinfektionen nicht selten.

3. Fortgeschrittenes Stadium. Im Extremfall kann die Harnblasenmuskulatur versagen. Die Folge: In der Blase staut sich der Harn und kann sogar bis zur Niere hochsteigen. Um schwere Nierenschäden zu verhindern, muß hier sofort eingegriffen werden.

Warum bei fast allen Männern im Laufe ihres Lebens eine benigne Prostatahyperplasie auftritt, ist bis heute noch nicht vollständig aufgeklärt. Es wird unter anderem ein gestörtes hormonelles Gleichgewicht von männlichen und weiblichen Hormonen diskutiert. Manche Wissenschaftler halten die gutartige Vergrößerung der Prostata aber auch für ein spezifisches Phänomen der „männlichen Wechseljahre".

Wichtiger Hinweis

Die bösartige Vergrößerung der Prostata, das Prostatakarzinom, kann ähnliche Symptome wie die gutartige Prostatahyperplasie verursachen. Deshalb sollte jeder Mann auf alle Fälle die regelmäßigen Vorsorgeuntersuchungen durchführen lassen.

Behandlung mit Hausmitteln

■ **Brennessel.** Schon seit mehreren hundert Jahren kennt man den Brennesseltee als wassertreibendes Mittel. Bevor Sie eine Kur damit machen, sollten Sie dies jedoch mit Ihrem Arzt besprechen.

Zubereitung: Übergießen Sie 2 Teelöffel Brennesselblätter mit 250 ml kochendem Wasser, und seihen Sie den Tee nach 10 Minuten ab.

Anwendung: Trinken Sie 3 bis 4 Wochen lang täglich 2 Tassen ungesüßten Tee.

Behandlung mit Medikamenten

Bei einer gutartigen Prostatavergrößerung gibt es verschiedene pflanzliche Präparate. Ihre Wirksamkeit läßt sich aber nur schwer beurteilen, da der Verlauf der Erkrankung individuell sehr unterschiedlich ist und innerhalb kurzer Zeit starke Symptomschwankungen von spontaner Besserung bis rascher Verschlechterung möglich sind. Zu nennen sind:

- *Bärentraubenblätter,*
- *Brennesselwurzel,*
- *β-Sitosterin,*
- *Espenblätter,*
- *Goldrutenkraut,*
- *Kürbissamen(öl),*
- *Sägepalmenfrucht.*

Wann zum Arzt?

Sobald Sie die beschriebenen Symptome erstmals bemerken, sollten Sie unbedingt einen Arzt aufsuchen. Nehmen Sie die regelmäßigen Vorsorgeuntersuchungen wahr.

Psoriasis → Schuppenflechte

Reisekrankheit

Nur wenige von uns bleiben von ihr verschont, und für viele Menschen beginnt der Urlaub wegen ihr keinesfalls als die „schönste Zeit des Jahres" – die Reisekrankheit (Kinetose). Blässe, der ständige Reiz zu gähnen, Schwindel, Übelkeit, Erbrechen und Kopfschmerzen stellen sich ein, wenn man im Flugzeug sitzt, auf einem Schiff oder auch im Auto fährt. Die Ursache dieser Beschwerden ist das durch nicht kontrollierbare, also passive Bewegungen wie Beschleunigen, Bremsen etc. irritierte Gleichgewichtsorgan im Innenohr.

»Wichtig ist, wenn Sie unter Reisekrankheit leiden, daß Sie die Reise entweder nüchtern antreten oder nur etwas Leichtes essen.«

Behandlung mit Hausmitteln

■ **Ernährung.** Sehr wichtig ist, daß Sie weder nüchtern noch mit vollem Magen eine Reise antreten. Essen Sie vor Beginn etwas Leichtes. Nehmen Sie sich für unterwegs Obst mit. Verzichten Sie während des Flugs oder einer stürmischen Schiffahrt auf Alkohol.

■ **Ätherische Öle.** Die ätherischen Öle von Kamillle, Melisse, Pfefferminze oder Sandelholz wirken beruhigend auf den Magen.

Anwendung: Geben Sie bei Bedarf ein paar Tropfen des ätherischen Öls auf ein Taschentuch, und inhalieren Sie.

■ **Ingwer.** Essen Sie frischen oder kandierten Ingwer. Dadurch wird der Brechreiz unterbunden.

Behandlung mit Medikamenten

Eher zufällig konnte man bei Klinikversuchen feststellen, daß einige der bei Allergien eingesetzten Antihistaminika auch gegen Übelkeit und Erbrechen wirksam sind. Dazu gehören:

- *Chlorphenoxamin,*
- *Diphenhydramin,*
- *Dimenhydrinat.*

Sie eignen sich sowohl zur Vorbeugung z. B. bei Reisen als auch zur Behandlung von Übelkeit und Erbrechen.

Rheumatische Beschwerden

Typische Beschwerden

Unter rheumatischen Erkrankungen oder schlicht Rheuma faßt man im allgemeinen mehrere entzündliche oder degenerative Erkrankungen des Bewegungsapparates zusammen, zu denen die chronische Polyarthritis – also die chronische Entzündung mehrerer Gelenke –, der Weichteilrheumatismus – hier sind Bänder, Sehen, Muskeln und Schleimbeutel betroffen – sowie die Arthrose gehören.

Bei entzündlichen Gelenkerkrankungen wie der Arthritis (siehe Seite 96) sind die Gelenke stark entzündet. Sie schmerzen, schwellen an und versteifen mit fortschreitender Erkrankung. Eine akute Entzündung ist oft mit hohem Fieber verbunden. Auch die degenerativen rheumatischen Beschwerden gehen mit Schmerzen und Schwellung einher, doch werden diese Symptome durch Abnutzung und Verschleiß der Gelenke verursacht. Deren Beweglichkeit ist hier im weiteren Verlauf der Erkrankung stark eingeschränkt. Beim Weichteilrheumatismus sind Sehnen, Muskeln, Bänder und Schleimbeutel schmerzhaft verändert.

» Degenerative rheumatische Beschwerden gehen mit Schmerzen und Schwellungen einher; diese Symptome werden durch Abnutzung und Verschleiß der Gelenke verursacht. «

Behandlung mit Hausmitteln

Rheumatische Beschwerden müssen stets vom Arzt behandelt werden, doch kann man seine Therapie durch bewährte Hausmittel unterstützen.

Großmutters Hausrezept: Honig

Honig wirkt abschwellend und schmerzstillend. Streichen Sie Honig auf ein Leintuch, und legen Sie es auf den betroffenen Bereich. Über das Leintuch wickeln Sie ein Wolltuch. Nach 1 Stunde muß eine neue Auflage gemacht werden. Wiederholen Sie dies, bis die Schmerzen nachlassen.

»Zur Vorbeugung rheumatischer Beschwerden sollte unbedingt die Ernährung umgestellt werden. Verzichten Sie auf fettes Fleisch, auf fettige Lebensmittel, auf gesüßte und fette Milchprodukte sowie auf Alkohol und Koffein.«

■ **Ernährung.** Sowohl zur Vorbeugung als auch, wenn bereits Beschwerden vorliegen, sollte die Ernährung umgestellt werden. Verzichten Sie auf fettes Fleisch, auf fettige Lebensmittel, auf gesüßte und fette Milchprodukte sowie auf Alkohol und Koffein. Auch Süßigkeiten und säurehaltige Produkte (Zitrusfrüchte) sind tabu. Achten Sie darauf, daß Sie stets fettarme Produkte einkaufen.

■ **Apfelessig.** Apfelessig fördert den Gelenkstoffwechsel, entwässert und wirkt entzündungshemmend.
Anwendung: Trinken Sie täglich 1 Glas Wasser mit 2 Teelöffeln Apfelessig.

■ **Ätherische Öle.** Auch Teebaum- oder Lavendelöl reduzieren die Schmerzen und drängen die Entzündung zurück.
Anwendung: Massieren Sie den schmerzenden Bereich leicht mit einem natürlichen Hautöl, dem Sie ein paar Tropfen Teebaum- oder Lavendelöl beigemischt haben.

■ **Wasser.** Der „kalte Guß" nach Pfarrer Kneipp lindert rheumatische Beschwerden im Bereich der Arme, der Schultern, des Nackens und der Beine.
Anwendung: Richten Sie den Strahl Ihrer Dusche auf die Hand der schmerzenden Körperhälfte, dann wandern Sie über den Handrücken an der Außenseite des Arms langsam bis zur Schulter. Nach kurzem Verweilen gehen Sie mit dem Strahl über die Arminnenseite bis zur Hand zurück. Beim Bein verfahren Sie ebenso.

Behandlung mit Medikamenten

Rheuma ist keine spezifische Erkrankung; vielmehr werden verschiedene Symptome und Schmerzen des Bewegungsapparates unter diesem Begriff zusammengefaßt. Als schmerzlindernde Mittel stehen Ibuprofen, Paracetamol und Acetylsalicylsäure zur Verfügung. Des weiteren können Enzyme gegen den entzündlichen Verlauf eingesetzt werden:

- *Trypsin, Papain,*
- *Bromelain* aus der Ananas.

Suchen Sie einen Arzt auf, wenn Sie unter starken Gelenkschmerzen leiden und/oder die Beweglichkeit der Gelenke eingeschränkt ist.

Wichtiger Hinweis

Röteln

Diese typische Kindererkrankung wird durch Viren ausgelöst und verläuft meist ohne große Beschwerden. Charakteristisch für Röteln ist ein kleinfleckiger hellroter Hautausschlag, der sich vom Gesicht über den ganzen Körper ausdehnt. Oft geht ihm leichtes Fieber voraus. Komplikationen wie Gehirn-, Mittelohr- oder Lungenentzündung treten im Zusammenhang mit Röteln relativ selten auf. Jedoch bedeutet bei Erwachsenen eine Rötelninfektion für Schwangere bzw. den Fötus ein sehr großes Risiko. Erkrankt eine schwangere Frau an Röteln, die weder geimpft ist, noch durch eine bereits durchgemachte Rötelninfektion immun ist, kann das Baby mit schweren Mißbildungen geboren werden. Deshalb gilt wie auch bei Masern und Mumps: Lassen Sie Ihre Kinder dagegen impfen. Ihr Arzt wird Sie über die Gefahren der Erkrankung und über den Nutzen der Impfung gerne aufklären.

Behandlung mit Hausmitteln

Röteln lassen sich nicht behandeln, weder mit Hausmitteln noch mit Medikamenten. In der Regel heilt eine Rötelninfektion ohne große Beschwerden von selbst ab. Wichtig ist, daß Sie Ihr Kind wegen der Ansteckungsgefahr bis 1 Woche nach dem Verschwinden des Ausschlags zu Hause lassen. Bettruhe ist nicht unbedingt erforderlich. Sollte jedoch Fieber auftreten, ist sie wie bei jedem Fieber angebracht.

Behandlung mit Medikamenten

Mittlerweile gibt es Impfstoffe, die vor einer Rötelnerkrankung schützen.

Wichtiger Hinweis

Sollten Sie nicht sicher sein, ob Ihr Kind wirklich an Röteln erkrankt ist oder nur einen Hautausschlag hat, sollten Sie einen Arzt konsultieren. Dies gilt auch, wenn das Kind noch andere Symptome wie starken Husten oder Ohren- und Kopfschmerzen aufweist.

Rückenschmerzen (Kreuzschmerzen)

Häufigste Ursachen

Nach den grippalen Infekten sind Rückenschmerzen in den westlichen Industriestaaten der zweithäufigste Grund für einen Arztbesuch. Da die Ursachen vielfältig sind, haben die Patienten oft eine wahre Odyssee hinter sich, bis der Grund für die Beschwerden identifiziert werden kann. Ursachen für Rückenschmerzen können sein:

- Verspannungen der Rückenmuskulatur,
- zu schwach ausgeprägte Bauchmuskulatur,
- Übergewicht,
- Knochenschwund,
- Erkrankungen der Wirbelkörper und -gelenke.

Außerdem können Rückenschmerzen auch als Begleitsymptom anderer Erkrankungen wie Erkältungen, Menstruation, Nierenerkrankungen sein. Nicht vergessen darf man, daß Rückenschmerzen relativ oft auf psychischen Problemen beruhen.

Aufgrund der vielen möglichen Ursachen äußern sich Rückenschmerzen mit einer breiten Symptompalette. Diese reicht von ständigen oder nur zeitweise auftretenden Schmerzen über eine eingeschränkte Beweglichkeit oder sogar Taubheitsgefühl bis zur Ausstrahlung der Schmerzen in andere Körperbereiche oder Schmerzverstärkung bei Husten, Lachen und Niesen.

Vorbeugende Maßnahmen

Treiben Sie unbedingt regelmäßig Sport, vor allem, wenn Sie einen sitzenden Beruf ausüben. Stärken Sie Ihre Rückenmuskulatur, beispielsweise durch eine „Rückenschule", die heute z.B. in Volkshochschulkursen angeboten wird. Versuchen Sie, Ihren Rücken auch beim Heben und Tragen schwerer Lasten immer gerade zu halten, um eine unnötige Belastung zu verhindern.

Damit Ihre Knochensubstanz im Alter nicht stark schwindet (siehe „Osteoporose", Seite 136), sollten Sie sich von Jugend an gesund und bewußt ernähren. Dazu gehört, daß Sie kalziumreiche Lebensmittel oft auf Ihren Speiseplan setzen. Bauen Sie Übergewicht ab.

Frauen sollten in den Wechseljahren eine Hormonersatztherapie in Erwägung ziehen. Auch dadurch läßt sich dem Knochenschwund entgegenwirken.

Versuchen Sie, Streß, Aufregung und sonstige seelische Belastungen von sich fern zu halten. Erlernen Sie eine der vielen Entspannungstechniken.

»Erlernen Sie eine der vielen Entspannungstechniken. Damit können Sie Streß, Aufregungen und sonstige seelische Belastungen leichter bewältigen.«

Behandlung mit Hausmitteln

■ **Wärme.** Durch Wärme kann man die Schmerzen häufig deutlich lindern.

Anwendung: Legen Sie ein Heizkissen auf die schmerzende Stelle.

Anwendung: Machen Sie ein heißes Bad, dem Sie ein paar Tropfen Lavendelöl zugeben.

■ **Ätherische Öle.** Ätherische Öle von Eukalyptus, Fichten- und Kiefernnadeln, Kampfer, Lavendel, Melisse, Salbei, Rosmarin, Zitrone und Zimt fördern die Durchblutung. <u>Anwendung:</u> Massieren Sie die betroffene Körperstelle mit Massageöl, dem Sie ein paar Tropfen des jeweiligen ätherischen Öls zugesetzt haben.

Achtung!

Ein Bandscheibenvorfall muß immer vom Arzt behandelt werden. Eine Selbstmedikation darf immer nur als begleitende Maßnahme verstanden werden.

Behandlung mit Medikamenten

Rückenschmerzen haben vielfältige Ursachen. Ein Bandscheibenvorfall muß immer vom Arzt behandelt werden. Schmerzlindernde Präparate sind:

- *Acetylsalicylsäure* (ASS; nicht bei Kindern),
- *Paracetamol* (für Kinder),
- *Ibuprofen* (nicht bei Kindern im Rahmen einer Selbstbehandlung und nicht in höheren Dosierungen).

Häufig werden insbesondere Paracetamol und ASS zusammen mit Koffein kombiniert angeboten.
Außerdem:

- *Phenazon* und *Propyphenazon* (nicht bei Säuglingen und Kleinkindern, nicht in der Schwangerschaft und Stillzeit).

Des weiteren eignen sich durchblutungsfördernde und entzündungshemmende Präparate:

- Die Enzyme *Trypsin* und *Bromelain* wirken entzündungshemmend;
- *Benzylnikotinat, Methylnikotinat, Propylnikotinat* fördern die Durchblutung (Wärmegefühl);
- *Bienengift* wirkt durchblutungsflördernd;
- *Franzbranntwein* (Kampfer, Pflanzenöle und Weingeist) fördert ebenfalls die Durchblutung

Wichtiger Hinweis

Wenn die Rückenschmerzen trotz Selbstbehandlung nach 2 Tagen nicht verschwunden sind, wenn eine Rückenverletzung vorliegt oder sogar Lähmungserscheinungen auftreten, müssen Sie unbedingt unverzüglich einen Arzt konsultieren.

Scheidenentzündung

Typische Beschwerden

Entzündliche Erkrankungen der Scheide (Vagina) äußern sich – egal, welche Ursache sie haben – immer mit den gleichen Symptomen: Die Vaginalschleimhaut ist gereizt, Schmerzen und Juckreiz treten auf. Meist kommt dann noch wäßriger oder blutiger, gelblich bis grünlich verfärbter Ausfluß hinzu.

»Hauptsächliche Ursachen für eine Scheideninfektion sind Bakterien, Viren, Pilze (Candida albicans) oder Trichomonaden. Keime werden durch Geschlechtsverkehr übertragen und können zu einer Gebärmutter-, Eileiter- oder Eierstockentzündung, im schlimmsten Fall sogar zur Unfruchtbarkeit führen.«

Häufigste Ursachen

Die Ursachen einer Scheideninfektion sind sehr unterschiedlich. Meistens sind jedoch Bakterien, Viren, Pilze (hauptsächlich Candida albicans) oder Trichomonaden dafür verantwortlich. Diese Keime werden durch Geschlechtsverkehr übertragen und können zu einer Gebärmutter-, Eileiter- oder Eierstockentzündung und im schlimmsten Fall zur Unfruchtbarkeit führen.

Zu den häufigsten Ursachen einer Scheidenentzündung gehören:

- Bakterien, Viren,
- Pilze (vor allem bei Schwangeren und Diabetikerinnen), hier dominiert Candida albicans,
- Protozoen (Einzeller),
- Fremdkörper (zu lange eingesetzter Tampon),
- chemische Reize (z.B. Intimsprays).

Wichtiger Hinweis

Ausfluß muß nicht immer auf eine Erkrankung hinweisen. Bei vielen Frauen kommt es in der ersten Zyklushälfte zu verstärktem Ausfluß. Auch während der Schwangerschaft und direkt nach der Geburt kann mehr Ausfluß auftreten als sonst.

Behandlung mit Hausmitteln

■ **Ernährung.** Sollte ein Pilz für die Entzündung der Scheide verantwortlich sein, hilft es oft, Zucker und Fruchtzucker zu meiden. Essen Sie statt dessen mehr Ballaststoffe.

■ **Ätherische Öle.** Die weiblichen Eingeborenen Australiens – die Aborigines – verwenden Teebaumöl für die Intimpflege. Dies wirkt sowohl unterstützend als auch vorbeugend.

Anwendung: Geben Sie 4 bis 5 Tropfen Teebaumöl in etwas warmes Wasser, und waschen Sie mit dieser Lösung den Intimbereich.

Behandlung mit Medikamenten

Die Selbstbehandlung einer Scheidenentzündung ist nicht möglich.

Wichtiger Hinweis Gehen Sie zum Arzt, wenn Sie starken Ausfluß haben, sich das Scheidensekret in Aussehen, Farbe und Geruch verändert hat sowie zusätzlich Juckreiz und Schmerzen auftreten.

Schlafstörungen

Typische Beschwerden

Rund 50 Prozent der Erwachsenen in Deutschland leiden zumindest ab und zu unter Schlafstörungen. Das bedeutet: Sie können abends nicht einschlafen (*Einschlafstörungen*), wachen zu früh wieder auf oder können nach nächtlichem Aufwachen nicht wieder einschlafen (*Durchschlafstörungen*). Folglich fühlen sie sich morgens unausgeruht und übermüdet.

Schlechter Schlaf kann dazu führen, daß man sich morgens wie „gerädert" fühlt. Schuld daran ist, daß die für die Erholung während der Nacht notwendigen Tiefschlafphasen zu selten oder überhaupt nicht erreicht werden.

Wichtiger Hinweis

Schlafstörungen wirken sich erheblich auf den Tagesablauf aus. Der fehlende Schlaf führt zu Konzentrationsstörungen und gereizter oder auch depressiver Stimmung. Leistungsabfall ist die Folge.

Häufigste Ursachen

Die häufigste Ursache für Schlafstörungen liegt in zu starker psychischer Belastung. Beruflicher und privater Streß verfolgen uns bis ins Bett und hindern uns am Einschlafen. Weitere Gründe für Schlafstörungen sind:

- Krankheiten wie Herzbeschwerden, Hypertonie, Asthma,
- Schnarchen,
- Schmerzen,
- bestimmte Medikamente (beispielsweise Betablocker, Hormonpräparate),
- zu schwere Mahlzeiten kurz vor dem Zubettgehen,
- Depressionen,
- Reisen in andere Zeitzonen,
- Lärm, Licht, schlechte Luft,
- zu starker Alkohol- oder Kaffeekonsum,
- Schichtarbeit.

Vorbeugende Maßnahmen

Wichtig ist, daß Sie sich, bevor Sie schlafen gehen, wirklich entspannen, entweder mit Hilfe einer Entspannungstechnik oder durch einen Spaziergang, ein warmes Bad oder etwas Lektüre. Lüften Sie Ihr Schlafzimmer abends gut durch, denn bei zu hohen Zimmertemperaturen (über 18 °C) kann man schlecht einschlafen. Legen Sie sich nur dann schlafen, wenn Sie auch wirklich müde sind. Sie sollten sich weder mit zu vollem noch leerem Magen ins Bett begeben. Halten Sie sich an regelmäßige Schlafenszeiten.

Behandlung mit Hausmitteln

Großmutters Hausrezept: Kamillentee

Ein Kamillentee am Abend wirkt sehr beruhigend. Übergießen Sie 1 Teelöffel der getrockneten Blüten mit 1 Tasse kochendem Wasser, und seihen Sie den Tee nach 10 Minuten ab. Trinken Sie den Tee vor dem Zubettgehen. Ähnlichen Effekt hat auch ein Glas Rotwein oder eine Tasse heiße Milch mit Honig.

■ **Ätherische Öle.** Lavendel hilft gegen Einschlafstörungen und sorgt für einen angenehmen und erholsamen Schlaf. Statt Lavendelöl können Sie auch Sandelholz- oder Kamillenöl verwenden.
Anwendung: Geben Sie ein paar Tropfen Lavendelöl auf Ihr Kopfkissen.
Anwendung: Nehmen Sie vor dem Zubettgehen ein warmes Bad, dem Sie einige Tropfen Lavendelöl beigeben.

■ **Baldrian.** Baldrian beruhigt die Nerven und lindert Beschwerden, die mit überreizten Nerven in Zusammenhang stehen, also auch Schlafstörungen. Wichtig ist, daß Sie pflanzliche Tees bei Schlafstörungen mindestens 2 bis 4 Wochen lang einnehmen.
Zubereitung: Übergießen Sie 2 Teelöffel getrocknete und gehackte Baldrianwurzel mit 1 Tasse kochendem Wasser, und seihen Sie den Tee nach 8 Stunden ab.
Anwendung:Trinken Sie den wieder erwärmten Tee, bevor Sie ins Bett gehen.

■ **Hopfen.** Ähnlich wie Baldrian sorgt auch Hopfen für einen erholsamen Schlaf.

Zubereitung: Übergießen Sie 2 Teelöffel Hopfenblüten mit 1 Tasse kochendem Wasser, und seihen Sie den Tee nach 10 Minuten ab.
Anwendung: Trinken Sie mittags und abends 1 Tasse Tee.

Behandlung mit Medikamenten

Beruhigende und damit schlaffördernde Mittel sind:

- *Baldrian*-Präparate,
- ermüdend wirkende Antihistaminika wie *Diphenhydramin* zur kurzfristigen (einmaligen) Behandlung, *Doxylamin*,
- *Hopfen*-Präparate, Melisse-Präparate.

Konsultieren Sie einen Arzt, wenn Sie länger als 1 Monat unter Schlafstörungen leiden. **Wichtiger Hinweis**

Schluckauf

Häufigste Ursachen

Beim Schluckauf handelt es sich nicht um eine Erkrankung im eigentlichen Sinn, doch kann er – vor allem, wenn er länger anhält oder öfter auftritt – sehr unangenehm sein und die Lebensqualität erheblich beeinträchtigen. Ein Schluckauf entsteht, wenn sich das Zwerchfell krampfartig zusammenzieht und sich die Stimmritze plötzlich verschließt. Dadurch wird der Zustrom der Luft unterbrochen, und es kommt zum Schluckauf.

Die häufigsten Ursachen eines Schluckaufs sind:

- sehr kalte oder heiße Speisen bzw. Getränke,
- zu große Mahlzeiten,
- hastiges Essen, Trinken und Rauchen,

- gleichzeitiges Essen und Sprechen,
- Nervosität,
- Magen- und Darmerkrankungen.

Behandlung mit Hausmitteln

Großmutters Hausrezept: Ohren zuhalten Ein bewährtes Hausmittel gegen Schluckauf ist, sich die Ohren zuhalten zu lassen und gleichzeitig etwas Wasser in kleinen Schlucken zu trinken.

■ **Zitrone.** Oft läßt sich der Schluckauf auch mit Zitronensaft vertreiben.
Anwendung: Trinken Sie 1 Glas frisch gepreßten Zitronensaft in langen Zügen.

Behandlung mit Medikamenten

Ein normaler Schluckauf muß nicht medikamentös behandelt werden.

Wichtiger Hinweis Sie sollten einen Arzt aufsuchen, wenn die Verkrampfung des Zwerchfells chronisch wird.

Schnupfen

In den meisten Fällen handelt es sich beim Schnupfen um einen Erkältungsschnupfen. Er kann als einziges Symptom auftreten, aber auch zusammen mit Husten, Heiserkeit, Fieber, Gliederschmerzen und anderen Symptomen einer Erkältungskrankheit.

Durchschnittlich erwischt es jeden Erwachsenen ein bis zwei Mal im Jahr, Kinder mitunter bis zu zehn Mal oder noch öfter.

Typische Beschwerden

Meist beginnt der Schnupfen mit dem Gefühl einer verstopften Nase. Ursache dieses Symptoms ist die entzündungsbedingte Schwellung der Nasenschleimhaut. Später werden große Mengen wäßrigen Sekrets gebildet – die Nase läuft. Kommt keine bakterielle Infektion hinzu, so wird das Sekret über einige Tage hin weniger und dickflüssiger, bis der Schnupfen schließlich ganz abgeklungen ist.

»Ursache für eine verstopfte Nase ist die entzündungsbedingte Schwellung der Nasenschleimhaut.«

Häufigste Ursachen

Beim typischen Erkältungsschnupfen sind im allgemeinen Rhinoviren am Werk, von denen es fast 100 unterschiedliche Arten gibt. Auch der grippale Infekt und die echte Grippe, bei denen Schnupfen ebenfalls oft ein Symptom ist, sind Viruserkrankungen. Die durch die Viren angegriffene Schleimhaut kann verhältnismäßig leicht von Bakterien besiedelt werden. Dies ist daran zu erkennen, daß das ursprünglich klare bis weißliche Sekret grünlichgelb und eitrig wird. Das Allgemeinbefinden ist dann meist stärker gestört, und vor allem besteht die Gefahr, daß eine Nasennebenhöhlenentzündung zurückbleibt.

Übertragen werden die Krankheitserreger in erster Linie durch Tröpfcheninfektion, also durch Anhusten oder Anniesen, und durch sog. Schmierinfektionen, also z.B. beim Händedruck mit einem Erkrankten. Ob Kälte wirklich eine wesentliche Ursache der „Erkältung" ist, ist nicht ganz klar. Allerdings sind Erkältungskrankheiten im Herbst und Winter besonders häufig. Dies könnte jedoch auch daran liegen, daß zu diesen Jahreszeiten das Immunsystem verhältnismäßig schwach ist und den Viren wenig entgegenzusetzen hat.

Virusinfektionen sind jedoch nicht die einzige mögliche Ursache von Schnupfen: Nicht selten sind die Symptome durch Allergien bedingt und erfordern eine ganz andere Vorbeugung und Behandlung als der Erkältungsschnupfen (siehe Seite 18). Falsche bzw. zu lange Anwendung von schleimhautabschwellenden Medikamenten kann zu einem sehr unangenehmen trockenen Schnupfen mit chronisch verstopfter Nase, Borken sowie Krusten führen und dauerhafte Schäden an der Nasenschleimhaut hinterlassen.

Vorbeugende Maßnahmen

Anders als bei der echten Grippe, bei der etwa vorausgesagt werden kann, welcher Erreger in welcher Region Haupterkrankungsursache sein wird, gibt es bei der großen Zahl unterschiedlicher Viren, die zur Rhinitis bzw. zum grippalen Infekt führen können, keine Möglichkeit der Impfung. Auch der Rat, Menschenansammlungen zu meiden, dürfte sich nur für wenige in die Tat umsetzen lassen. Eine ausgewogene, vitaminreiche Ernährung, regelmäßige Bewegung an frischer Luft, Abhärtung z. B. durch Wechselduschen oder regelmäßige Saunagänge (sofern es dagegen keine Einwände z. B. wegen Herz-Kreislauf-Erkrankungen gibt) tragen aber dazu bei, daß das Immunsystem mit der Belastung besser fertig wird. Verschiedene pflanzliche Präparate sind zur Immunstimulation sehr beliebt, darunter solche mit Echinacea (Vorsicht bei Überempfindlichkeit gegen Korbblütler!).

»Anders als bei der echten Grippe gibt es beim gewöhnlichen Schnupfen keine Möglichkeit der Impfung, weil die Anzahl der unterschiedlichen Viren, die zur Rhinitis bzw. zum grippalen Infekt führen können, zu groß ist.«

Behandlung mit Hausmitteln

Jeder kennt den Ausspruch „Ein unbehandelter Schnupfen dauert sieben Tage, ein behandelter eine Woche." Soll heißen: Es gibt keine Möglichkeit, die Krankheitsdauer abzukürzen.

Allerdings kann man gegen die lästigen Symptome einiges tun.

Großmutters Hausrezept: Holunderblütentee

Übergießen Sie einen gehäuften Teelöffel Holunderblüten mit 250 ml kochendem Wasser. Nach 10 Minuten abseihen, evtl. mit Honig süßen, etwas abgekühlt trinken.

■ **Wasser.** Mit kaltem Wasser oder Salzwasser löst sich zähes Sekret.
Anwendung: Geben Sie 10 Gramm Salz auf 1 Liter Wasser, und ziehen Sie diese Lösung mehrmals täglich in die Nase.

Wasserdampfinhalationen verflüssigen nicht nur das Nasensekret, sondern schaffen bei höheren Temperaturen auch ein für die Schnupfenviren ungünstiges Niveau. Wer Salzwasser inhalieren möchte, braucht dafür allerdings einen Ultraschallvernebler – das Salz verdampft normalerweise nicht mit und bleibt im Topf.

Achtung!

Bei der Inhalation ist jedoch größte Vorsicht angebracht: Personen mit empfindlichen Atemwegen können mit Atemnot reagieren, und bei Säuglingen kann es schlimmstenfalls sogar zum Atemstillstand kommen.

■ **Ätherische Öle.** Die ätherischen Öle von Thymian, Eukalyptus oder Pfefferminze wirken zusätzlich schleimlösend.
Zubereitung: Geben Sie in eine Schüssel mit heißem Wasser einige Tropfen des jeweiligen ätherischen Öls, legen Sie ein Handtuch über Kopf und Schüssel.
Anwendung: Inhalieren Sie mehrmals täglich die Dämpfe.

■ **Wärme.** Versuchen Sie auch eine Bestrahlung mit Rotlicht. Die Wärme verstärkt die Durchblutung der Nasenschleimhaut; zäher Schleim löst sich besser.

Wichtiger Hinweis

Trinken Sie reichlich – natürlich nur alkoholfreie Getränke. Trockene Raumluft macht das Atmen schwerer. Deshalb sollten Sie die Luft befeuchten – beispielsweise, indem Sie feuchte Tücher im Zimmer aufhängen. Daß weder der Erkältete noch seine Mitbewohner rauchen sollten, versteht sich von selbst.

Gut zu wissen

Wenn Sie beide Nasenlöcher teilweise zuhalten, wie man es meist automatisch beim Naseputzen tut, pressen Sie den mit Krankheitserregern durchsetzten Schleim in die Nasennebenhöhlen, statt ihn aus der Nase herauszubefördern. Putzen Sie deshalb jedes Nasenloch einzeln. Aus Hygienegründen sollten Sie Papiertaschentücher verwenden und diese nach einmaliger Benutzung wegwerfen.

Behandlung mit Medikamenten

Wie die Hausmittel, können auch Medikamente nicht mehr als die Symptome lindern. Sie sollten deshalb zurückhaltend damit umgehen. Abschwellende Nasentropfen können kurzfristig (höchsten 5 bis 7 Tage) eingesetzt werden. Bei Dauergebrauch besteht jedoch die Gefahr, daß die empfindliche Nasenschleimhaut nachhaltig geschädigt wird. Außerdem sind Einflüsse auf das Herz-Kreislauf-System möglich. Diese Medikamente sollen deshalb unbedingt streng nach Packungsbeilage angewandt werden; im Zweifelsfalle sollte der Arzt über ihre Verwendung entscheiden.

Wann zum Arzt?

Nach 1 Woche sollten die Beschwerden deutlich am Abklingen sein. Ist dies nicht der Fall, oder werden die Symptome sogar schlimmer, ist der Schleim eitrig oder gar blutig oder treten Ohrenschmerzen bzw. Kopfschmerzen beim Bücken und im Stirnbereich auf, sollten Sie einen Arzt aufsuchen. Zwar ist eine Mitbeteiligung der Nasennebenhöhlen beim akuten Schnupfen normal, doch sollte sie mit dem Schnupfen abklingen. Bleiben Kopfschmerzen und Druckempfindlichkeit bestehen, obwohl die Nase nicht mehr läuft, und entleert sich gelblicher oder grünlicher Eiter, so haben Sie vermutlich eine Nasennebenhöhlenentzündung (siehe Seite 183) und müssen sich in ärztliche Behandlung begeben. Auch Schwangere, Stillende, kleine Kinder sowie Personen mit bestimmten Grundkrankheiten (Diabetes, Bluthochdruck, Schilddrüsenerkrankungen) gehören in ärztliche Behandlung. Bei einem chronischen trockenen Schnupfen sollten Sie ebenfalls nicht auf eigene Faust behandeln

Schuppenflechte

Typische Beschwerden

Bei der Schuppenflechte (Psoriasis) handelt es sich um eine nicht ansteckende, schubweise verlaufende Hauterkrankung, von der rund 2 bis 3 Prozent der Bevölkerung betroffen sind. Sie kann in jedem Lebensalter auftreten, die Beschwerden sind unterschiedlich stark ausgeprägt.

Typisch für die Schuppenflechte sind rote, leicht erhabene und meist nicht juckende Flecken auf der Haut, die von weißlichen Schuppen bedeckt sind. Man findet sie hauptsächlich auf der Kopfhaut, an Knie, Ellenbogen und Stirn sowie im Kreuzbereich. Die Betroffenen leiden jedoch nicht nur unter den eigentlichen Symptomen, sondern an deren optischem Erscheinen. Bei vielen Patienten sind zusätzlich zur Haut auch die Fingernägel von der Erkrankung betroffen. Einige der Patienten leiden zusätzlich unter Gelenkbeschwerden.

»Typische Merkmale für die Schuppenflechte sind rote, leicht erhabene und meist nicht juckende Flecken auf der Haut, die von weißlichen Schuppen bedeckt sind.«

Häufigste Ursachen

Die eigentliche Ursache der Schuppenflechte ist unbekannt. Wahrscheinlich spielt die erbliche Veranlagung eine wesentliche Rolle. Zusätzlich wirken vermutlich noch mehrere andere Faktoren als Auslöser:

- beruflicher und/oder privater Streß,
- Infektionen,
- Hautverletzungen,
- bestimmte Medikamente.

Behandlung mit Hausmitteln

Wichtige Hinweise

Die Schuppenflechte ist nur sehr schwer zu behandeln. Jedoch können Sie durch Ihre Lebensweise die Beschwerden, vor allem die Hauterscheinungen, lindern. So bessern sich die Hautsymptome unter Sonnenlicht. Ein Aufenthalt am Toten Meer mit seinem hochkonzentrierten Salzwasser scheint Wunder zu wirken. Die subjektiven Beschwerden gehen zurück, kommen aber meist am Heimatort wieder. Wichtig ist, daß Sie Ihre Haut mit fetthaltiger Lotion oder Hautcreme pflegen. Verwenden Sie zum Haarewaschen ein spezielles Haarshampoo, das Sie in der Apotheke kaufen können. Nehmen Sie Vollbäder mit ölhaltigen Zusätzen.

■ **Apfelessig.** Apfelessig schenkt dem Organismus Vitamine und Mineralstoffe. Außerdem greift er regulierend in den Stoffwechsel ein und wirkt blutreinigend.
Anwendung: Trinken Sie täglich 1 Glas Wasser mit 2 Teelöffeln Apfelessig.

■ **Ätherische Öle.** Speziell für die Behandlung der Kopfhaut eignen sich die ätherischen Öle von Zedernholz und Wacholder.
Anwendung: Lösen Sie 2 Tropfen Zedernholz- und 4 Tropfen Wacholderöl in 1 Teelöffel Mandel- oder Olivenöl. Tragen Sie die Lösung dreimal wöchentlich auf die Kopfhaut auf, und lassen Sie sie über Nacht unter einer Badekappe einwirken. Am nächsten Morgen gut auswaschen.

■ **Löwenzahn.** Ein Löwenzahntee lindert die Symptome.
Zubereitung: Übergießen Sie 1 Teelöffel getrockneten Löwenzahn mit 1 Tasse kochendem Wasser, und seihen Sie den Tee nach 10 Minuten ab.
Anwendung: Sie können täglich 3 Tassen trinken.

Behandlung mit Medikamenten

Hierbei gilt es, vor allem das Austrocknen der Haut zu verhindern:

- *Allantoin* zur Wundheilung und Zellerneuerung wirkt abschuppend.
- *Harnstoff* bindet die Feuchtigkeit auf der Haut, wirkt abschuppend.
- *Holzteere* und *Steinkohleteere* wirken gegen Bakterien und Pilze.
- *Silendisulfid* senkt die Schuppenbildung.
- *Thymol* dient zur Desinfektion.
- *Schwefel* bekämpft mögliche Keime.

Bei Hautveränderungen wie den oben beschriebenen müssen Sie den Facharzt aufsuchen. Nur er kann feststellen, ob Sie wirklich an einer Psoriasis erkrankt sind.

Wichtiger Hinweis

Sodbrennen

Häufigste Ursachen

Nach einem opulenten und sehr fetthaltigen Mahl, das der Magen nur durch die Produktion großer Mengen Magensäure verdauen kann, verspürt man oft ein unangenehm stechendes Gefühl in der Speiseröhre, das sogenannte Sodbrennen. Es wird durch den Rückfluß der Magensäure in Richtung Rachen- und Mundbereich verursacht.. Nahezu 20 Prozent der Bevölkerung leiden darunter. Ausgelöst wird Sodbrennen aber auch durch übermäßigen Genuß von Zigaretten, Kaffee, Schwarzem Tee und Süßigkeiten. Weiterhin werden seelische Probleme sowie Erkrankungen des Magen-Darm-Trakts und Übergewicht für Sodbrennen verantwortlich gemacht.

Vorbeugende Maßnahmen

Vermeiden Sie schwere, vor allem fettreiche Mahlzeiten. Essen Sie abends nicht zu spät, damit der Magen für die Verdauung ausreichend Zeit hat, bevor Sie sich schlafen legen. Nehmen Sie die Mahlzeiten in Ruhe ein und nicht hastig vor dem Fernseher. Wenn Sie zu Sodbrennen neigen, sollten Sie Alkohol, Kaffee und Schwarzen Tee weitestgehend von Ihrem Speiseplan streichen. Auch das Rauchen sollten Sie aufgeben – zumindest aber deutlich reduzieren.

Behandlung mit Hausmitteln

Großmutters Hausrezept: Apfelessig

Obwohl es unsinnig erscheinen mag, überschüssige Magensäure wiederum mit etwas Saurem zu bekämpfen, so gilt Apfelessig doch bei Sodbrennen als altes Hausmittel. Trinken Sie, wenn die Beschwerden auftreten, 1/2 Glas Wasser mit 1 Teelöffel Apfelessig.

■ **Enzian.** Besonders die Wurzel des Gelben Enzians reduziert die Säureproduktion im Magen.

Zubereitung: Übergießen Sie 1 Teelöffel der kleingeschnittenen Wurzeln mit 1 Tasse kochendem Wasser, und seihen Sie den Tee nach 3 Minuten ab.

Anwendung: Trinken Sie den Tee nach dem Essen.

Anwendung: Trinken Sie 1 kleines Gläschen Enzianschnaps nach dem Essen.

Schwangere und Hochdruckpatienten sollten auf Enzian verzichten.

Behandlung mit Medikamenten

Wirksam sind als Antazida, Aluminium- und Magnesiumsalze.

Sonnenbrand

Typische Beschwerden, häufigste Ursachen

Jeder von uns hat wohl schon einmal einen Sonnenbrand gehabt, jeder von uns kennt die von ihm ausgehende Gefahr: Vor allem Sonnenbrände in der Kindheit erhöhen das Risiko dramatisch, später an Hautkrebs zu erkranken. Außerdem wird die Hautalterung durch häufige Sonnenbrände deutlich beschleunigt. Deshalb sollte man sich vor allem den ersten Sonnenstrahlen nur sehr maßvoll aussetzen. Besonders gefährdet sind hellhäutige Personen mit blonden und roten Haaren.

Verursacht wird der Sonnenbrand durch die kurzwelligen, energiereichen ultravioletten Strahlen. Diese UV-Strahlen kann man in die UV-A- und UV-B-Strahlen einteilen. Erstere gelten als Hautbräuner, letztere sind dagegen für den Sonnenbrand verantwortlich.

Dieser kündigt sich meistens durch leichtes Brennen und Spannen der Haut an. Spätestens jetzt heißt es: „Raus aus der Sonne!" Tut man dies nicht, schreitet der Sonnenbrand fort, die Haut rötet sich, schwillt an und bildet eventuell sogar Blasen. Bei sehr starkem Sonnenbrand leidet der Betroffene oft auch unter Kreislaufbeschwerden und Übelkeit.

» Ursache für den Sonnenbrand sind die kurzwelligen, energiereichen ultravioletten Strahlen, genauer die sogenannten UV-B-Strahlen. Bester Schutz vor Sonnenbrand besteht also darin, möglichst starke und längere Sonneneinwirkung zu meiden. «

Vorbeugende Maßnahmen

An erster Stelle steht hier, möglichst keine allzu langen Sonnenbäder zu nehmen. Bleiben Sie im Schatten, und meiden Sie die Sonne vor allem während der Mittagszeit. Denken Sie daran, daß die Sonneneinstrahlung im Gebirge und am Meer deutlich stärker ist. Passen Sie die Zeit, die Sie in der Sonne verbringen, dieser Tatsache und auch Ihrem Hauttyp an. Verwenden Sie eine Sonnencreme mit einem hohen Lichtschutzfaktor – vor allem, wenn Sie zu den hellhäutigen Typen gehören. Tragen Sie die Sonnencreme ungefähr 30 Minuten, bevor Sie sich in die Sonne legen, auf. Vergessen Sie nicht, sich nach dem Schwimmen zu duschen und erneut Sonnencreme aufzutragen. Verwenden Sie für das Gesicht eine Creme mit einem besonders hohen Lichtschutzfaktor. Cremen Sie auch Ihre Lippen ein. Lassen Sie Babys und Kinder nicht unbekleidet in der Sonne spielen. Vergessen Sie keinesfalls eine Kopfbedeckung.

Behandlung mit Hausmitteln

Großmutters Hausrezept: Quarkwickel

Mit Quarkwickeln können Sie die Schmerzen eines Sonnenbrandes lindern. Außerdem kühlt ein Quarkwickel angenehm. Vermischen Sie für einen solchen Wickel Quark mit etwas Buttermilch, und streichen Sie die Masse auf ein Leinentuch, das Sie auf die betroffenen Bereiche legen. Lassen Sie den Wickel 20 bis 30 Minuten wirken. Wiederholen Sie dies zweimal täglich.

■ **Apfelessig.** Apfelessig beruhigt und kühlt die rote Haut, schon nach wenigen Minuten lassen die Schmerzen nach. Wird Apfelessig bereits bei den ersten Anzeichen eines Sonnenbrandes aufgetragen, verhindert er das Anschwellen und die Bläschenbildung.
Anwendung: Legen Sie mehrmals täglich Apfelessig-Kompressen auf die betroffenen Stellen.

■ **Ätherische Öle.** Auch Teebaumöl lindert den Schmerz und beruhigt die Haut.
Anwendung: Tränken Sie ein Wattestäbchen mit Teebaumöl, und betupfen Sie damit die entsprechenden Hautbereiche.

■ **Zitrone.** Gegen einen schwachen Sonnenbrand hilft frischer Zitronensaft.
Anwendung: Reiben Sie die betroffenen Bereiche mit frisch gepreßtem Zitronensaft ein.

Gut zu wissen

Ein hervorragendes Sonnenöl ist Olivenöl, dem man Zitronensaft zugibt.

Behandlung mit Medikamenten

Gegen die unangenehmen Hautempfindungen sind Lokalanästhetika wirksam wie:

- *Benzocain,*
- *Polidocanol.*

Wichtiger Hinweis

Bei starken Verbrennungen – also bei Blasenbildung und Schmerzen – sollten Sie zum Arzt gehen. Auch wenn Kreislaufprobleme auftreten und kleine Kinder betroffen sind, sollten Sie einen Arzt aufsuchen.

Übelkeit → Erbrechen

Unterkühlung

Typische Beschwerden

Wenn der Körper ungeschützt großer Kälte ausgesetzt ist, vielleicht noch in nasser Kleidung, kühlt er aus – schlimmstenfalls so stark, daß der Mensch daran stirbt. Die Mediziner teilen die Unterkühlung in drei Phasen ein, die auch für Ihre Erste-Hilfe-Maßnahmen von Bedeutung sind:

- In der „aktiven Phase" versucht der Körper, sich wieder aufzuwärmen. Der Unterkühlte fröstelt und zittert; der Puls ist beschleunigt, die Atmung vertieft. Der Stoffwechsel läuft jetzt auf vollen Touren, der Sauerstoffverbrauch ist erhöht. Da die Selbstschutzmechanismen darauf abzielen, die lebenswichtigen Organe im Körperinneren auf „Betriebstemperatur" zu halten, wird die der Kälte ausgesetzte Haut schwächer durchblutet – sie ist blaß.

▶ Auf die Dauer kann der Körper diese aufwendigen Aktionen jedoch nicht durchhalten. Bleibt er weiter der Kälte ausgesetzt, erschöpfen sich seine Energiereserven. Dies macht sich mit Schläfrigkeit, Steifwerden der Arme und Beine, fortschreitender Schmerzunempfindlichkeit und Reflexabschwächung, verlangsamtem Puls und sinkendem Blutdruck bemerkbar.

▶ Schließlich bricht die Wärmeregulierung ganz zusammen. Der Betroffene wird bewußtlos, Herz-Kreislauf-Funktion und Atmung kommen zum Stillstand.

Vorbeugende Maßnahmen

Um die Gefahr einer Unterkühlung so gering wie möglich zu halten, sollten Sie bei der Vorbereitung von Wanderungen und Skitouren einige einfache Vorsorgemaßnahmen treffen: Nehmen Sie immer ausreichend warme Kleidung mit; denken Sie auch bei gutem Wetter an Schutz vor Regen und Wind. Eine Rettungsfolie nimmt wenig Platz im Rucksack ein und sollte nie fehlen. In wenig frequentierten Gebieten sollten Sie nicht allein unterwegs sein. Wenn Sie ein Handy besitzen, nehmen Sie es mit, um in einem eventuellen Notfall telefonisch Hilfe anzufordern.

Behandlung mit Hausmitteln

■ **Erste Hilfe.** Ein Unterkühlter sollte sofort aus der Kälte genommen, zumindest aber an einen windstillen Ort gebracht werden. Nasse Kleidung ausziehen, den Betroffenen abtrocknen und in warme Decken hüllen. Auch bei leichterer Unterkühlung, wenn der Betroffene sich noch gut bewegen könnte, sollte man ihm Ruhe gönnen. Falls der Patient wach ist und problemlos schlucken kann, tun ihm warme gesüßte Getränke gut. Verabreichen Sie aber niemals Alkohol! Dieser erweitert die Hautgefäße, und der Unterkühlte verliert noch mehr Körperwärme. Kontrollieren Sie regelmäßig, ob der Betroffene bei vollem Bewußtsein ist.

Achtung!

Rufen Sie bei Schläfrigkeit oder gar gestörtem Bewußtsein sofort einen Notarzt!

Möglicherweise kommen zur allgemeinen Unterkühlung noch Erfrierungen hinzu. Falls Sie sich nicht um alles gleichzeitig kümmern können, konzentrieren Sie sich zunächst vor allem auf die Unterkühlung, da sie im Moment am gefährlichsten ist.

Wichtiger Hinweis

Medikamente zur Selbstbehandlung stehen nicht zur Verfügung.

Verstauchungen, Zerrungen

Typische Beschwerden

Durch Umknicken oder Verdrehen eines Gelenks wird dessen normaler Beweglichkeitsspielraum überschritten. Man spricht dann von einer Verstauchung des Gelenks und von einer Zerrung der das Gelenk umgebenden Muskeln, Bänder sowie Sehnen. Überwiegend sind von solchen Verletzungen das Fuß-, Hand- oder Kniegelenk betroffen. Meist handelt es sich um eine vorübergehende Überdehnung, doch können Bänder, Muskeln oder Sehnen auch reißen. Verstauchungen und Zerrungen äußern sich durch Schmerzen im betroffenen Gelenk und durch eine nicht unerhebliche Schwellung. Außerdem bildet sich häufig auch ein Bluterguß, da Blutgefäße einreißen und Blut in das umliegende Gewebe austritt.

Vorbeugende Maßnahmen

Verstauchungen und Zerrungen sind typische Sportverletzungen, die oft auf Selbstüberschätzung oder fehlendes Training zurückzuführen sind. Deshalb sollten Sie folgende Verhaltensmaßnahmen beim Sport beachten:

- Vor dem Sport müssen Sie sich langsam aufwärmen.

- Erhöhen Sie Ihre Leistung allmählich, und verlangen Sie sich nicht sofort Höchstleistungen ab.
- Tragen Sie beim Sport immer die zweckmäßigste Kleidung, vor allem geeignetes Schuhwerk.
- Falls Sie sich schon öfter Verstauchungen und Zerrungen zugezogen haben, sollten Sie beim Sport Stützbandagen tragen.

Behandlung mit Hausmitteln

■ Kälte. Blutergüsse und Schwellungen gehen schneller zurück, wenn man das betroffene Gelenk gut kühlt.
Anwendung: Kühlen Sie das Gelenk sofort nach dem Unfall mit Eisbeuteln, kalten Umschläge oder Kältekompressen. Lagern Sie es hoch. Setzen Sie die Kälteanwendungen 24 Stunden lang fort. Schonen Sie das betroffene Gelenk für eine Weile.

» Bei Verletzungen, Faserrissen, Quetschungen und Zerrungen von Sehnen und Muskeln helfen Umschläge mit Arnikatinktur oder Arnikatee. Arnika wirkt sich nicht nur günstig auf den Heilungsprozeß aus, sondern lindert auch die Schmerzen. «

■ **Arnika.** Bei Verletzungen, Faserrissen, Quetschungen und Zerrungen von Sehnen oder Muskeln helfen Umschläge mit Arnikatinktur oder Arnikatee. Arnika wirkt sich hier nicht nur günstig auf den Heilungsprozeß aus, sondern lindert auch die Schmerzen merklich.
Anwendung: Verdünnen Sie 1 Eßlöffel Arnikatinktur mit 1/2 Liter Wasser. Tränken Sie ein Handtuch mit der Lösung und machen Sie damit einen Umschlag.

■ **Ätherische Öle.** Linderung verschaffen die ätherischen Öle von Ysop und Majoran.
Anwendung: Geben Sie je 2 Tropfen der ätherischen Öle in ein warmes Bad.
Anwendung: Lösen Sie je 2 Tropfen Ysop- und Majoranöl in Massageöl, und massieren Sie damit das betroffene Gelenk.

■ **Beinwell.** Die Schwellung geht auch mit kalten Beinwellkompressen zurück.
Zubereitung: Übergießen Sie 1 bis 2 Teelöffel getrockneten Beinwell mit 1 Tasse heißem Wasser, seihen Sie den Aufguß nach 10 Minuten ab, und lassen Sie ihn abkühlen.

Anwendung: Tränken Sie Kompressen mit dieser Lösung, und legen Sie die Kompressen auf das betroffene Gelenk.

Behandlung mit Medikamenten

Hier gibt es eine Vielzahl von Salben und Bädern:

- *Benzyl-, Methyl- und Propylnikotinate* fördern die Durchblutung;
- *Bienengift* fördert die Durchblutung;
- chemische Abkömmlinge der *Salicylsäure* wirken schmerzlindernd und entzündungshemmend;
- *Ethanol* und *Isopropanol* kühlen;
- *Franzbranntwein*;
- *Ibuprofen* hemmt Schmerzen und Entzündung;
- *Mucopolysaccharidpolyschwefelsäureester* hemmt die Blutgerinnung;
- *Myrtecain* als Lokalanästhetikum;
- *Nonivamid* wirkt gefäßerweiternd;

Wichtiger Hinweis

Sie sollten einen Arzt aufsuchen, wenn Sie den entsprechenden Muskel bzw. das Gelenk nicht oder nur unter Schmerzen belasten können. Ein Arztbesuch ist ebenfalls notwendig, wenn das betroffene Gelenk stark geschwollen ist, wenn Sie einen Bänder- bzw. Muskelriß vermuten oder ein Knochenbruch vorliegen könnte.

Verstopfung

Typische Beschwerden

Wenn man nicht jeden Tag Stuhlgang hat, heißt das noch lange nicht, daß man unter einer Verstopfung (Obstipation) leidet. Davon spricht man erst bei weniger als drei Stuhlgängen pro Woche. Findet die Stuhlentleerung zu selten statt, so wird der Nahrungsbrei durch Wasserentzug sehr stark eingedickt, und der Stuhl wird hart, wodurch die Entleerung mit Schmerzen verbunden ist. Die Betroffenen klagen über Völle- und Druckgefühl im Unterbauch. Auch Blähungen, Bauchschmerzen oder plötzlich einsetzende Durchfälle mit Bauchkrämpfen können auftreten.

Häufigste Ursachen

Die häufigste Ursache von Verstopfung ist eine ballaststoffarme Ernährung. Auch Flüssigkeitsmangel kann zur Verstopfung führen, ebenso wie Bewegungsmangel und Streß. Eine weitere Ursache stellt der Dauergebrauch von Abführmitteln dar. Ungewohnte Lebensbedingungen wie Krankenhausaufenthalt oder Reisen können ebenfalls der Grund für eine Verstopfung sein. In der Schwangerschaft ist Verstopfung nicht selten.

Vorbeugende Maßnahmen

Essen Sie viel Ballaststoffe wie Vollkornfrüchte, Hülsenfrüchte, braunen Reis und Vollkornnudeln. Setzen Sie viele frische Früchte, Salat und Gemüse auf Ihren Speiseplan. Trinken Sie mindestens 2 Liter Mineralwasser oder Früchtetee pro Tag. Bewegen Sie sich ausreichend.

Behandlung mit Hausmitteln

Großmutters Hausrezept: Backpflaumen

Weichen Sie abends einige Backpflaumen in Wasser ein. Essen Sie diese am nächsten Morgen samt der Einweichflüssigkeit noch vor dem Frühstück. Der Erfolg ist „durchschlagend".

■ **Ätherische Öle.** Eine Massage mit ätherischen Ölen regt die Verdauung an.

Anwendung: Mischen Sie je 3 Tropfen Rosmarin- und Majoranöl sowie 2 Tropfen Kamilleöl in 6 Teelöffel Mandelöl. Massieren Sie die Mischung sanft im Uhrzeigersinn rund um den Nabel in die Haut ein.

■ **Sauerkraut.** Zweifelsfrei zählt Sauerkraut zu den besten Naturheilmitteln bei Magen- und Darmbeschwerden. Die im Sauerkraut enthaltenen Milchsäurebakterien regen die Magen- und Darmtätigkeit an. Die stärkste Wirkung erzielt man mit rohem Sauerkraut. Dessen Milchsäure verbessert die Eiweißverdauung, indem sie Drüsen in Magen und Darm dazu anregt, Verdauungssäfte freizusetzen. Außerdem wirkt sie auch leicht abführend. Deshalb ist Sauerkraut bei Menschen mit chronischer Verstopfung ein sehr beliebtes Naturheilmittel.

<u>Anwendung:</u> Essen Sie täglich 250 Gramm frisches rohes Sauerkraut, oder trinken Sie 1 Glas Sauerkrautsaft.

■ **Zwiebel.** Die Zwiebel verbessert die Verdauung und reguliert die Darmflora.

<u>Anwendung:</u> Essen Sie täglich 1/2 rohe Zwiebel.

»Sauerkraut ist bei Menschen mit chronischer Verstopfung ein sehr beliebtes Naturheilmittel, weil beispielsweise die in rohem Sauerkraut befindliche Milchsäure die Drüsen von Magen und Darm anregt, die Verdauungssäfte freizusetzen.«

Behandlung mit Medikamenten

Medikamente gegen Verstopfung sollten nur dann eingenommen werden, wenn keine entzündlichen Darmerkrankungen oder kein Darmverschluß zugrundeliegen.

Als Abführmittel sind wirksam:

- *Aloe, Sennes* und *Faulbaumrinde* regen die Darmarbeit an.
- *Bisacodylur* erleichtert Stuhlentleerung und kurzfristig bei Obstipation.
- *Glyzerin* in Form von Zäpfchen und Klistieren.
- *Indischer Flohsamen*, der stark quillt, vorausgesetzt, Sie nehmen genügend Flüssigkeit zu sich.
- *Karaya*, ebenfalls ein Quellstoff.
- *Leinsamen.*
- *Magnesiumsulfat.*
- *Manna.*
- *Phenolphtalein* führt nach 6 bis 8 Stunden zur Darmentleerung.

▶ *Sorbitol* wird im Darm unvollständig aufgenommen und führt durch die Bindung von Wasser zur Darmentleerung (als Klistier)

Grundsätzlich helfen alle Quell- und Ballaststoffe, die Verdauung zu regulieren.

Wichtiger Hinweis Hält die Verstopfung länger als 1 Woche an, befindet sich Blut im Stuhl oder kommen noch andere Beschwerden wie Fieber und Schmerzen hinzu, müssen Sie einen Arzt aufsuchen.

Wechseljahresbeschwerden

Typische Beschwerden

Mit Wechseljahren oder Klimakterium bezeichnet man den Zeitraum vor und nach der letzten Regelblutung im Leben einer Frau. Diese Phase dauert meist rund 10 Jahre. In dieser Zeit der hormonellen Umstellung – die Eierstöcke stellen allmählich ihre Funktion und damit die Produktion von Östrogen ein – leiden 50 Prozent der Frauen unter verschiedenen Beschwerden wie seelischer Unausgeglichenheit, Schlafstörungen, Nervosität, Unruhe, Herzrasen, Reizbarkeit, Hitzewallungen, Kopfschmerzen, Gewichtszunahme und unregelmäßig auftretenden Blutungen.

Im Klimakterium erhöht sich aufgrund des gesenkten Östrogenspiegels das Risiko für Herz-Kreislauf-Erkrankungen wie Arteriosklerose, Herzinfarkt und Schlaganfall. Außerdem geht die Knochendichte deutlich zurück; es entwickelt sich eine Osteoporose (siehe Seite 136).

Behandlung mit Hausmitteln

■ **Ätherische Öle.** Die ätherischen Öle von Lavendel,

Melisse und Orange unterstützen die Entspannung und Harmonisierung.
Anwendung: Geben Sie ein paar Tropfen auf ein Taschentuch, und inhalieren Sie.
Anwendung: Geben Sie ein paar Tropfen des jeweiligen ätherischen Öls in das Badewasser, und entspannen Sie sich.

■ **Salbei.** Gegen die im Rahmen der Wechseljahre auftretenden Hitzewallungen kann Salbeitee helfen.
Zubereitung: Übergießen Sie 2 Teelöffel getrocknete Salbeiblätter mit 1 Tasse heißem Wasser, und seihen Sie den Tee nach 5 Minuten ab.
Anwendung: Trinken Sie täglich 2 Tassen Salbeitee.

Behandlung mit Medikamenten

Die im Klimakterium eventuell notwendig werdende Hormontherapie muß vom Arzt durchgeführt werden. Außerdem gibt es verschiedene pflanzliche Östrogene (z. B. in Zubereitungen von Mönchspfeffer, Frauenmantel und Hopfen), Homöopathika und essentielle Fettsäuren sowie Vitamin-E-Präparate, mit denen sich das vegetative Nervensystem stabilisieren läßt. Zur Vorbeugung der Osteoporose können auch hoch dosierte Kalziumpräparate (bis 1000 mg/Tag) eingenommen werden.

Wichtiger Hinweis

Wenn Sie im Klimakterium unter starken körperlichen und/oder psychischen Problemen leiden, sollten Sie einen Arzt konsultieren.

Windpocken

Typische Beschwerden

Die Windpocken – eine typische Kinderkrankheit – werden durch denselben Herpes-Virus ausgelöst wie die Gürtelrose (siehe Seite 101). Diese hochansteckenden Viren werden durch eine Tröpfcheninfektion – also durch Niesen und Husten – oder durch den Kontakt mit Kleidung übertragen. Die Infektionserkrankung äußert sich in einem stark juckenden Hautausschlag, der von zunächst hellroten Flecken nach kurzer Zeit in kleine, mit Flüssigkeit gefüllte Bläschen übergeht. Diese platzen auf, trocknen ein und verkrusten. Der Ausschlag befällt nicht nur Haut und Kopfhaut, sondern auch die Schleimhäute in Mund und Nase sowie des Genitalbereichs. Manchmal kündigt sich der Ausschlag durch Fieber an. Nur wer in der Kindheit Windpocken hatte, kann im Erwachsenenalter an der Zweitinfektion, der Gürtelrose, erkranken.

Achtung!

Die Bläschen dürfen – so schwer es auch fällt – nicht aufgekratzt werden. Sie könnten sich sonst infizieren und bleibende Narben zurücklassen. Kleineren Kindern sollten Sie deshalb Handschuhe anziehen, um das Kratzen zu verhindern.

Behandlung mit Hausmittel

■ **Ernährung.** Geben Sie Ihrem Kind viel zu trinken, beispielsweise Mischungen aus Fruchtsaft und Mineralwasser.

■ **Holunder.** Ein Aufguß aus Holunderblüten lindert den Ausschlag.

Anwendung: Geben Sie 30 Gramm Holunderblüten in 850 ml kochendes Wasser. Lassen Sie das Ganze 5 Minuten sieden; dann abseihen und abkühlen lassen. Tränken Sie ein Tuch mit der Lösung, und legen Sie es auf die betroffenen Stellen.

Behandlung mit Medikamenten

Windpocken sollten vom Arzt begutachtet werden. Zur Linderung des Juckreizes können die Bläschen mit Tinkturen bepinselt werden:

- *Lotio alba,*
- *Antihistaminika, die müde machen:* Clemastin, Dimetinden, Diphenhydramin, Doxylamin, Pheniramin,
- *Antihistaminika mit kaum oder weniger ermüdender Wirkung:* Astemizol, Loratadin, Terfenadin, Tritoqualin.

Wichtiger Hinweis

Lassen Sie vom Arzt abklären, ob Ihr Kind wirklich an Windpocken erkrankt ist oder ob der Ausschlag eine andere Ursache hat. Konsultieren Sie den Arzt, wenn sich die Hautbläschen entzündet haben.

Wundliegen → Dekubitus

Zahnschmerzen

Bei Zahnschmerzen handelt es sich um einen bohrenden, klopfenden, dumpfen oder stechenden Schmerzen. Liegt der Zahn auf Eiter, ist meist die Backe geschwollen.

Häufigste Ursachen

Die häufigsten Ursachen für Zahnschmerzen sind:

- Karies, Zahnbehandlung,
- Zahnfleischentzündung,
- Zahnwurzelentzündung,
- herausgefallene Füllung,
- Überempfindlichkeit der Zähne,
- Durchbrechen der Weisheitszähne,
- Zahnspange (bei Kindern),
- Fehlstellungen der Zähne (bei Kindern).

Vorbeugende Maßnahmen

Sorgfältige Zahnpflege und regelmäßige Zahnarztbesuche verhindern Zahnerkrankungen und folglich auch Zahnschmerzen. Putzen Sie sich nach jeder Mahlzeit die Zähne.

Behandlung mit Hausmitteln

■ **Ätherische Öle.** Mit Teebaumöl lassen sich die Schmerzen zumindest bis zum Zahnarztbesuch lindern.
Anwendung: Geben Sie ein paar Tropfen Teebaumöl auf ein Wattestäbchen, und tupfen Sie damit den Zahn und das um ihn liegende Zahnfleisch vorsichtig ab. Wiederholen Sie dies so oft, bis der Schmerz erträglich wird.

Verwenden Sie bei Kindern eine 50%ige Teebaumöl-Lösung. Sie können auch Nelkenöl verwenden.

Behandlung mit Medikamenten

Als Schmerzmittel stehen zur Verfügung:

- *Acetylsalicylsäure* (ASS, nicht bei Kindern),
- *Paracetamol.*

Diese Schmerzmittel ersetzen jedoch keinesfalls den Besuch beim Zahnarzt!

Zerrungen

→ Verstauchungen

Zwölffingerdarmgeschwür

→ Magengeschwür

Anhang

Bewährte Methoden der Naturheilkunde

Die Naturheilkunde umfaßt eine Vielzahl von Verfahren – von einfachen, aber wirksamen Hausmitteln bis zu auf komplizierten theoretischen Grundlagen basierenden Methoden wie beispielsweise Akupunktur, Akupressur oder Shiatsu-Massage. Möchten Sie eine Methode aus der letzteren Gruppe anwenden, so sollten Sie sich in Literatur vertiefen, die Ihnen das Vorgehen Schritt für Schritt erklärt; möglicherweise ist es unumgänglich, einen Experten für dieses spezielle Heilverfahren zu Rate zu ziehen. Leichte Befindlichkeitsstörungen können Sie jedoch meist mit Hausmitteln kurieren, die schon Ihre Großmutter anwandte. Sie müssen lediglich ein paar Grundregeln beachten und können sich dann aus dem breiten Spektrum an Methoden diejenige aussuchen, die Ihnen am angenehmsten ist.

Was zu beachten ist

▶ Auch bei den sanften Verfahren der Naturheilkunde sollten Sie nicht wahllos alles anwenden, was für Ihr Gesundheitsproblem empfohlen wird. Bedenken Sie, daß Ihr Körper immer nur leicht stimuliert werden soll und nicht überfordert! Außerdem ist es möglich, daß sich unterschiedliche Heilmittel in ihrer Wirkung aufheben.

▶ Beobachten Sie genau, was während der Behandlung mit Ihrem Körper passiert. Bei unerwarteten Effekten sollten Sie Ihren Arzt oder Heilpraktiker konsultieren, ebenso natürlich, wenn keine Besserung eintritt oder sich die Symptome sogar verschlechtern.

Wasser als Heilmittel

Die heilende Kraft des Wassers war schon in der Antike bekannt. Pfarrer Sebastian Kneipp (1821–1897) entwickelte differenzierte Anwendungsmethoden für Vorbeugungs- und Heilzwecke.

Übernehmen Sie sich nicht!

Auch wenn bei den folgenden Verfahren „nur" Wasser angewendet wird: Ein geschwächter Organismus kann dadurch überfordert werden! Halten Sie sich strikt an die Vorschriften. Bleiben Sie beispielsweise nie länger in einem warmen Bad als empfohlen. Personen mit Herz-Kreislauf-Beschwerden, Venenentzündungen oder auch Durchblutungsstörungen müssen vorher unbedingt ihren Arzt konsultieren! Bei Blasen- und Nierenerkrankungen ist kaltes Wasser ungeeignet.

■ **Bäder.** Mit Bädern lassen sich von Entspannung über Abhärtung bis hin zur Bekämpfung von Infektionskrankheiten (mittels Überwärmungsbad) unterschiedliche Effekte erzielen. Gängig sind kalte (10–15 °C), temperierte (16–22 °C) und warme Bäder (36–40 °C) Bäder. Richtwerte für die Anwendungsdauer: 10 Sekunden beim Kaltbad, 20 Minuten beim Warmbad. Warme Bäder werden normalerweise mit einem Kaltwasserguß beendet. Zur Auswahl stehen:

▶ Vollbäder: Die stets warmen Vollbäder entspannen den Körper und fördern die Durchblutung. Badezusätze wie Rosmarin (bei Ermüdungserscheinungen), Lavendel (beruhigend und entkrampfend) oder Eukalyptus (bei Erkältungen) verstärken gezielt bestimmte Aspekte der Wirkung und machen das Bad zum Vergnügen. Dreiviertel- oder Halbbäder wirken ähnlich wie Vollbäder, sind aber kreislaufschonender und deshalb für ältere und geschwächte Personen zu empfehlen.

▶ Sitzbäder: Sie verstärken die Durchblutung des Unterleibs und werden deshalb bei gynäkologischen sowie urologischen Leiden angewendet; außerdem fördern sie die Darmentleerung. Der Patient sitzt in einer speziellen Wanne, die so konstruiert ist, daß das Wasser nur den Unterleib bedeckt. Es kann warmes oder kaltes Wasser verwendet werden.

▶ Andere Teilbäder: Fußbäder verbessern die Regulation des Wärmehaushalts, fördern die Durchblutung und stabilisieren den Kreislauf. Das Wasser reicht dabei bis zur Kniekehle und kann warm oder kalt sein. Armbäder wirken ähnlich; das Wasser reicht hier bis zur Mitte des Oberarms.

■ **Güsse.** Güsse mit kaltem und warmem Wasser sind die großen Muntermacher unter den Wasseranwendungen: Sie regen die Durchblutung an, trainieren die Blutgefäße, fördern den Stoffwechsel, helfen bei der Regulierung der Körpertemperatur und nicht zuletzt beim Streßabbau. Am wirksamsten ist ein Vollguß über den ganzen Körper, aber je nach gewünschtem Effekt und körperlicher Verfassung können auch einzelne Körperteile (z. B. Gesicht, Schenkel, Knie, Oberkörper) behandelt werden. Man unterscheidet zwischen kalten (10 °C), temperierten (20 °C) und warmen Güssen (ab 30 °C). Kalte Güsse dauern etwa eine Minute, wärmeres Wasser wird nach Verträglichkeit dosiert.

Anwendung: Güsse lassen sich mit geringem Aufwand fast in jedem Bad durchführen. Man schraubt dazu den Brausekopf ab und läßt das Wasser aus einem Abstand von ca. 15 Zentimetern auf die Haut fließen. Begonnen wird in den Außenzonen des Körpers; von dort aus arbeitet man sich zur Mitte vor und behandelt zum Schluß Nacken und Gesicht.

Der erste Guß wird normalerweise mit warmem Wasser durchgeführt, der letzte mit kaltem. Es wird empfohlen, sich vor der Anwendung mit leichter Gymnastik aufzuwärmen und möglichst wenig zu essen.

■ **Waschungen.** Waschungen sind eine gute Alternative für alle, deren Kreislaufsystem für Wechselbäder oder Güsse nicht stabil genug ist. Mit einem Waschlappen oder Naturschwamm und Wasser, dem auch etwas Obstessig oder ein Kräuterauszug zugesetzt sein kann, wird der Körper von der Peripherie zum Herzen hin abgewaschen.

■ **Wickel und Packungen.** Wickel und Packungen sind alte Hausmittel, die sich bei einer Vielzahl von Erkrankungen bewährt haben. Die Grundlage bilden immer Tücher, die mit kaltem oder heißem Wasser angefeuchtet sind. Für zusätzliche Wirkungen können Kräuter, Tees oder andere Substanzen mit Heilwirkung angewendet werden. Anwendung: Man braucht zwei, besser drei Tücher: ein Innentuch aus grobem Stoff (Leinen), ein Zwischentuch (Baumwolle oder Leinen) und ein äußeres Tuch (Wolle oder Flanell). Das innere Tuch wird mit kaltem oder warmem Wasser getränkt, ausgewrungen und um die betreffende Körperstelle gelegt. Darüber wird das mittlere und schließlich das äußere Tuch angebracht. Bei Packungen wird die Heilsubstanz auf die Haut aufgetragen und das innere Tuch darübergewickelt. Ist der kalte Wickel warm bzw. der warme kalt geworden, wird er abgenommen und bei Bedarf durch einen frischen ersetzt.

Wasserwickel werden z.B. als kalte Halswickel bei Hals- und Rachenentzündungen, als kalte Brustwickel bei Bronchitis und Lungenentzündung, als warme Brustwickel bei Erkältung und Bronchialasthma, als warme Bauchwickel bei Störungen des Magen-Darm-Trakts und als kalte Wadenwickel bei Fieber angewendet. Packungen mit Quark lindern bei Hautkrankheiten den Juckreiz. Sauerkraut wird bei Verletzungen und Gelenkschmerzen verwendet, Lehm bei Krampfadern und Senfmehl für Brustwickel bei Lungenerkrankungen.

Trockenbürstenmassagen/Abreibungen und Abklatschungen

Diese einfachen Techniken helfen die Muskulatur zu entspannen und regen den Kreislauf sanft an. Dazu wird mit einer Trockenbürste (möglichst mit mittelharten bis harten Borsten) oder einem trockenen Handtuch der ganze Körper von den äußeren Regionen zum Herzen hin massiert. Von den Füßen streicht man die Beine hoch (Vorsicht bei Krampfadern!), die Oberschenkel-Außenseiten bearbeitet man waagerecht. Die Hüften werden kreisend gebürstet, die Taille waagerecht, der Bauch im Uhrzeigersinn und die Brust in Achten. Die Arme werden von den Händen zur Schulter massiert; für den Rücken sollte man ein Massageband nehmen. Nach der Bürstenmassage tut eine warme Dusche gut.

Ähnliche Effekte wie durch das Trockenreiben lassen sich mit Abklatschungen erzielen. Dazu wird ein Waschlappen oder ein kleines Handtuch wahlweise mit warmem oder kaltem Wasser angefeuchtet und gut ausgedrückt. Mit diesem Lappen werden nun die einzelnen Körperpartien abgeklatscht – wie bei der Trockenbürstenmassage von der Peripherie zum Zentrum hin.

Kälte

Kälteanwendungen gehören zu den bewährten Sofortmaßnahmen bei z. B. Sportverletzungen. Möglichst direkt nach dem Unfall angewendet, begrenzen sie den Schaden, indem sie Blutungen ins Gewebe stoppen und die akute Entzündung bremsen. Andere Einsatzgebiete sind Insektenstiche und Nasenbluten.

Um in solchen Fällen schnell handeln zu können, hat man am besten immer Eis oder eine fertige Kältepackung in der Tiefkühltruhe. Ersatzweise tut es auch fließendes kaltes Wasser. Verwendet man Eis, muß man darauf achten, den behandelten Körperteil nicht zu stark abzukühlen. Auf eine übermäßige Drosselung der Blutzufuhr und den daraus resultierenden Sauerstoffmangel im Gewebe reagiert der Körper nämlich mit einer anschließenden verstärkten Durchblutung, die den Behandlungserfolg möglicherweise wieder zunichte macht. Außerdem führt bei manchen Menschen Kälte relativ schnell zur Bildung von Quaddeln auf der Haut.

Rotlicht und andere Wärmeanwendungen

Rotlicht wirkt durchblutungsfördernd durch die Wärme, die es erzeugt. Anwendungsbereiche sind vor allem chronische Entzündungen wie verschiedene rheumatische Erkrankungen und Muskelverspannungen. Bei akut entzündeten (geschwollenen, geröteten, heißen) Gelenken und frischen Sportverletzungen ist Rotlicht fehl am Platz. Wer kein spezielles Bestrahlungsgerät besitzt, kann sich mit einer Rotlichtbirne behelfen. Für Fälle von Kreuz- oder Bauchschmerzen und Erkältungen sollte man eine Wärmflasche bereithalten. Saunieren schließlich ist eine Wärmeanwendung, die auf den ganzen Körper einwirkt. Vor den positiven Effekten steht jedoch eine nicht unerhebliche Belastung des Körpers. Wer unter schweren Erkrankungen (vor allem Herz-Kreislauf-Erkrankungen, Krampfadern, Tumoren) leidet, sollte unbedingt vorher mit seinem Arzt sprechen.

Darmeinlauf (Klistier)

Statt zu möglicherweise nebenwirkungsträchtigen Abführmitteln zu greifen, können Sie bei Verstopfung auch einen Einlauf versuchen. Sie regen damit auf mechanischem Wege den Enddarm zur Entleerung an.

Anwendung: Ein Irrigator genannter Behälter wird mit etwa einem Liter lauwarmem Wasser gefüllt, dem ein Teelöffel Salz zugegeben wird. Bei Verstopfung empfiehlt sich zusätzlich ein Schuß Glyzerin, um den Darminhalt besser gleitfähig zu machen.

Je nach Indikation werden auch andere Zusätze wie beispielsweise Kamillentee verwendet. Der zu Behandelnde legt sich auf den Rücken oder auf die Seite; das mit Vaseline bestrichene Endstück des Irrigatorschlauchs wird in den After eingeführt und das Wasser bei hochgehaltenem Irrigator einlaufen gelassen.

Einläufe zum Zweck der Darmreinigung sind wesentlicher Bestandteil von Fastenkuren. Therapieunterstützend können sie bei zahlreichen Erkrankungen versucht werden, bei denen Giftstoffe unterschiedlicher Art als eine Krankheitsursache angenommen werden, z.B. bei Allergien, Lebererkrankungen oder Rheuma. Es gibt auch gute Erfahrungen mit der Anwendung bei Erkältungskrankheiten.

Inhalationen

Inhalationen verschaffen Linderung bei Erkältungen und anderen Erkrankungen der Atemwege. Der Wasserdampf löst zähflüssigen Schleim; auch hartnäckiger Husten und Entzündungen des Nasen-Rachen-Raums werden dadurch gemildert. Verschiedene Kräuterzusätze unterstützen die Wirkung.

Anwendung: Um eine Inhalation durchzuführen, benötigt man nicht unbedingt ein spezielles Inhalationsgerät. Für die gelegentliche Anwendung tun es ein Kochtopf und ein Handtuch auch.

Im Topf wird etwa ein Liter Wasser mit den Kräutern zum Kochen gebracht. Man beugt sich über den Topf und legt das Handtuch über den Kopf. Bei Schnupfen wird durch die Nase, bei Bronchialerkrankungen durch den Mund eingeatmet. Das Inhalationsbad kann ca. zehn Minuten dauern und sollte je nach Beschwerden bis zu sechs Mal täglich wiederholt werden.

Vorsicht bei empfindlichen Atemwegen!

Bevor man Kräuter zur Inhalation verwendet, sollte man deren Verträglichkeit testen: Manche Personen reagieren allergisch auf bestimmte Zusätze, z.B. auf die gern bei Erkältungskrankheiten eingesetzte Kamille. Was immer dem Wasser zugesetzt wird: Überdosierungen sind unbedingt zu vermeiden, da sie die ohnehin schon angegriffenen Schleimhäute noch weiter reizen. Menthol und kampferhaltige Zusätze können sogar zu Atemnot führen.

Tees

Die Heilwirkung von Pflanzen kann man sich leicht zunutze machen, indem man aus diesen einen Tee zubereitet.
Zubereitung: Beachten Sie bei der Teezubereitung, daß das Vorgehen von jenem abweicht, das Sie vom schwarzen Tee her kennen: Die meisten Heilkräutertees müssen etwa zehn Minuten ziehen. Bei Pflanzenteilen, aus denen die Wirkstoffe besonders schwer zu extrahieren sind – etwa Wurzeln oder Rindenstückchen –, gießt man mit kaltem Wasser auf, bringt das Wasser dann zum Kochen und läßt alles bis zu ca. einer halben Stunde ziehen. Kräuterteile, die besonders schleimhaltig sind (z.B. Leinsamen), werden mit kaltem Wasser übergossen und einige Stunden stehen gelassen. Dann kann man die Flüssigkeit abseihen.
Anwendung: Heilpflanzen können die unterschiedlichsten Wirkungen haben. Sie können bei bestimmten Erkrankungen angewandt werden, etwa Anis oder Salbei bei Husten oder Fenchel bei Störungen des Magen-Darm-Trakts. Man kann sie aber auch vorbeugend trinken, um ein bestimmtes Organ (oder mehrere) zu schützen. Kräutertee-Kenner empfehlen, dabei keinen Tee länger als zwei Wochen hintereinander anzuwenden, da sonst mit Gewöhnung zu rechnen ist. Eine gute Möglichkeit ist, die Tees kurmäßig anzuwenden, z. B. im zweiwöchentlichen Wechsel oder an jedem Wochentag einen anderen Tee. Als optimal gilt dabei, vorzugsweise frische Kräuter der jeweiligen Jahreszeit zu verwenden. Wer seine Kräuter im eigenen Garten ziehen, schonend trocknen oder frisch verwenden kann, sichert sich bestmögliche Wirksamkeit.

Säfte

Frische Säfte sind wertvolle Lieferanten von Vitaminen sowie Mineralstoffen und sollten schon deshalb auf keinem Speiseplan fehlen. Sie können jedoch auch ganz gezielt wegen ihrer Heilwirkung getrunken werden. So ist

z. B. der Schwarzrettich nicht nur ein bewährtes Hustenmittel, sondern wird als Zusatztherapie bei einer langen Reihe von Beschwerden von Allergien bis Zuckerkrankheit empfohlen. Ähnlich breit ist das Einsatzspektrum von Holunderbeersaft. Puristen trinken nur frisch zubereitete Säfte, wählen sie streng nach dem gewünschten Effekt aus und mischen normalerweise nicht, um zu verhindern, daß schlecht zusammenpassende – und ensprechend schlecht verträgliche – Kombinationen entstehen. Für eine optimale Wirkung – und den größtmöglichen Genuß – trinken Sie den Saft Schlückchen für Schlückchen und speicheln ihn gut ein.

Aromatherapie

In der Aromatherapie wird mit ätherischen Ölen gearbeitet – flüchtigen, stark duftenden Stoffen, mit denen sich Pflanzen vor Bakterien, Pilzen, Parasiten und anderen Krankheitserregern schützen. Die wohltuende Wirkung auf Körper, Geist und Seele, die von vielen aromatischen Essenzen ausgeht, wurde schon in den alten Hochkulturen von Italien und Griechenland bis nach Indien und China genutzt. In die europäische Naturheilmedizin fand die Aromatherapie in den dreißiger Jahren dieses Jahrhunderts Eingang.

Anwendung: Die rund 200 verschiedenen ätherischen Öle, die man heute in der Aromatherapie verwendet, werden überwiegend per Inhalation oder durch Auftragen auf die Haut angewendet. Ersteres kann mit einer Duftlampe oder mit einer Schüssel warmen Wassers geschehen. Wichtig ist dabei, daß das Öl nicht auf mehr als 50 °C erhitzt wird und die Einwirkdauer nicht wesentlich mehr als eine Stunde beträgt. Weitere Möglichkeiten sind die Inhalation mit Wasserdampf und die Anwendung im Vollbad. Man kann die ätherischen Öle aber auch in die Haut von Handgelenk oder Fußsohlen einreiben oder sie – in ein Basisöl wie Aloe-vera-Öl oder Traubenkernöl eingearbeitet – für eine

Massage verwenden. Um die vielfältigen Möglichkeiten optimal nutzen zu können, lohnt ein Blick in die Spezialliteratur.

Erwarten Sie keine Wunder!

Domäne der Aromatherapie ist die Förderung von Gesundheit und Wohlbefinden. Ernstere Erkrankungen lassen sich damit nicht heilen, im Gegenteil: Eine übermäßig lange sowie intensive Anwendung kann zu Nebenwirkungen führen und sollte unbedingt vermieden werden!

Helfen Sie sich selbst!

Die weitaus meisten Gesundheitsstörungen sind leicht und bessern sich von allein. Bei solchen Befindlichkeitsstörungen kann der Arzt oft auch nicht mehr für Sie tun als Sie selbst mit bewährten Verfahren aus der Naturheilkunde. Sie können deshalb in vielen Fällen getrost auf einen Arztbesuch verzichten und statt dessen mit bewährten Hausmitteln die Krankheitssymptome lindern sowie Ihre Selbstheilungskräfte unterstützen. Machen Sie aber keine Experimente! Eine sorgfältige „Bestandsaufnahme" der Symptome hilft Ihnen mit großer Wahrscheinlichkeit, Harmloses von möglichen Warnsignalen für eine schwerere Erkrankung zu unterscheiden. Sind Sie im Zweifel, suchen Sie besser doch einen Arzt auf. Sagen Sie ihm, daß Sie die Heilung mit Naturheilverfahren unterstützen möchten. Er weiß dann, daß Sie nicht erwarten, ein Rezept für ein chemisches Mittel von ihm zu bekommen, und kann Ihnen vielleicht weitere Tips geben. Haben sich die Symptome nach zwei Wochen Selbstbehandlung noch nicht deutlich gebessert, benötigen Sie auf jeden Fall die Hilfe eines Arztes, bei Fieber schon nach drei Tagen.

Richtiger Umgang mit Medikamenten

Medikamente greifen in den Stoffwechsel ein und können deshalb Nebenwirkungen hervorrufen oder die Wirkungen anderer, gleichzeitig eingenommener Medikamente herabsetzen bzw. verstärken. Dies gilt zwar für chemische Präparate meist stärker als für pflanzliche. Dennoch sollten gewisse Grundregeln im Umgang mit Medikamenten stets beachtet werden.

▶ Der Arzt sollte von jedem Medikament wissen, das Sie einnehmen! Pflanzliche oder sonstige rezeptfreie Präparate bilden keine Ausnahme.

▶ Wenn man schon ein Medikament einnimmt, sollte man es richtig tun: Dosierung, Einnahmezeitpunkt und Einnahmedauer dürfen auf keinen Fall ohne Rücksprache mit dem Arzt verändert werden. Manche Medikamente, vor allem Antibiotika, müssen unbedingt so lange eingenommen werden wie verschrieben – auch wenn man sich schon längst besser fühlt.

▶ Lassen Sie sich ausführlich von Ihrem Arzt über das jeweilige Medikament und die möglichen Neben- sowie Wechselwirkungen informieren. Fragen Sie weiter, bis alle Ihre Fragen beantwortet sind.

▶ Beachten Sie bei allen Medikamenten die auf dem Beipackzettel aufgeführten Gegenanzeigen.

▶ Beachten Sie, daß Alkohol die Wirkung mancher Medikamente (vor allem von Schmerzmitteln) verstärkt. Rauchen kann dagegen die Wirkung abschwächen.

▶ Wenn Sie ein pflanzliches Präparat einem chemischen vorziehen würden, sagen Sie das Ihrem Arzt – vielleicht findet er eine geeignete Alternative.

▶ Denken Sie vor allem bei Schmerz-, Beruhigungs- und Abführmitteln an deren mögliches Abhängigkeitspotential, und wenden Sie solche Präparate immer nur kurzzeitig an.

▶ Diffizil ist vor allem die Behandlung von Schmerzen: Ist das Problem geringfügig, können Sie es meist selbst lösen, etwa bei Kopfschmerzen einen kurzen Spaziergang im Park machen oder sich bei Rückenschmerzen ein entspannendes Bad mit den passenden Badezusätzen gönnen. Hält der Schmerz länger an, hat er wahrscheinlich eine ernstzunehmende Ursache, die vom Arzt gesucht und behandelt werden muß. Eine Dauereinnahme von Schmerzmitteln kann zwar bei bestimmten Krankheiten erforderlich sein. Auf eigene Faust und ohne Klärung der Schmerzursache durchgeführt, ist sie jedoch riskant.

▶ Besonderes Fingerspitzengefühl ist nötig, wenn ältere Menschen medikamentös behandelt werden sollen: Die Alterungsvorgänge führen dazu, daß Medikamente anders in den Körper aufgenommen, dort verteilt und wieder ausgeschieden werden. Dies bedeutet oft, daß die Dosis verändert werden muß – und zwar nicht einfach pauschal z.B. halbiert, sondern sorgfältig individuell, bis die bestmögliche Wirkung bei möglichst wenig Nebenwirkungen erreicht ist. Ältere Menschen leiden meist unter mehreren Krankheiten und nehmen deshalb auch oft mehrere Medikamente – mit entsprechend hohem Risiko von Wechselwirkungen. Besonders gründlich sollte überlegt sein, ob Psychopharmaka notwendig sind. Sie können u.a. die Sturzgefahr erhöhen und so den alten Menschen im ungünstigsten Fall überhaupt erst zum Pflegefall werden lassen. Entsprechende geistige Fähigkeiten und Interessen vorausgesetzt, sind sinngebende Lebensinhalte die bessere Lösung.

Vorbeugung oder: Haben Sie schon umgedacht?

Sie wollen nicht warten, bis Sie tatsächlich krank sind und der Arzt zur „chemischen Keule" greifen muß. Sie wollen nicht einfach nur passiv die verschriebenen Medikamente schlucken und darauf hoffen, daß es nun besser wird. Sie wollen selbst etwas tun, damit Sie schnell wieder gesund oder möglichst erst gar nicht krank werden. Wenn Sie diese drei Sätze bejahen, haben Sie vielen anderen Menschen etwas voraus: Sie wissen nämlich, daß man für seine Gesundheit zu einem guten Teil selbst verantwortlich ist.

Gesunde Ernährung ist gar nicht so schwer

Ungesunde Ernährung bedeutet meist: zuviel, vom Falschen oder – nicht selten – beides. Wird mehr Energie aufgenommen, als verbraucht wird, sprich: zuviel gegessen, wird man bekanntlich dick. Übergewicht belastet aber, nur um ein paar Beispiele zu nennen, die Gelenke sowie das Herz-Kreislauf-System und scheint auch das Risiko für einige Krebserkrankungen zu erhöhen. Außerdem tut es meist dem Selbstbewußtsein nicht gut.

Ißt man dabei auch noch das Falsche, bekommt man zudem nicht genug wichtige Nährstoffe wie beispielsweise Vitamine und Mineralstoffe. Ein solches Manko macht sich nicht unbedingt sofort bemerkbar, doch da diese „Mikronährstoffe" wichtige Funktionen im Stoffwechsel haben, läuft man Gefahr, über kurz oder lang schlapp und krankheitsanfällig zu werden.

Die Grundzüge einer gesunden Ernährung sind den meisten Menschen nicht neu – nur fällt es vielen ziemlich schwer, sie auch in die Tat umzusetzen. Nach radikalen Diäten, das wissen Sie aus Erfahrung, ist man zwar meist ein paar Kilo los, fühlt sich aber als Folge der für eine optimale Funktion des Körpers ungeeigneten Ernährung oft trotzdem nicht richtig wohl. Außerdem ist der Erfolg meist nicht von Dauer, weil man nach der Diät wieder genauso ungesund ißt wie vorher. Sie können das Problem jedoch in den Griff bekommen, indem Sie sich über zweierlei Gedanken machen: die Zusammensetzung der Nahrung und das richtige Essen.

Eine Mischkost mit viel frischem Obst und Gemüse, Vollkornprodukten, mäßigen Mengen an tierischem Eiweiß (der „Durchschnittsmensch" benötigt weniger als 50 Gramm Eiweiß pro Tag und ist deshalb mit drei nicht zu üppigen Fleischmahlzeiten pro Woche ausreichend versorgt) und Fett liefert von den meisten Nährstoffen genug und ist zudem ballaststoffreich. Selbstverständlich darf man ab und zu auch Schokolade essen, aber man sollte daran denken, daß Süßigkeiten nur „leere" Kohlenhydrate sowie Fett enthalten und damit in erster Linie zum Energieüberschuß beitragen. Außerdem: Spätestens wenn man Berge von Schokoriegeln in sich hineinstopft, sollte man überlegen, warum man überhaupt ißt: Vielleicht gar nicht aus Hunger, sondern aus Langeweile oder um Frust oder Streß abzubauen? Dafür gibt es bessere Lösungsmöglichkeiten: Nehmen Sie frisches Gemüse zu sich – das ist gesund und hat zum Teil so wenig Kalorien, daß durch die Verdauungsarbeit sogar mehr Energie verbraucht als aufgenommen wird.

Auch die altbekannten Essensregeln lohnt es zu beherzigen: mit einem Salat beginnen, langsam essen und gut kauen, mehrere kleine Mahlzeiten statt weniger großer, spät abends nach Möglichkeit gar nichts mehr essen und natürlich aufhören, sobald man satt ist... Ebenso sind regelmäßige Essenszeiten für viele Menschen wichtig. Probieren Sie aus, ob Ihnen das Essen besser bekommt, wenn Sie während der Mahlzeiten nichts trinken (die Flüssigkeit wirkt sich auf die Magensäurebildung aus).

Zum Entschlacken können Sie auch regelmäßige Fastentage oder gelegentliche mehrtägige Fastenkuren in Erwägung ziehen. Da Fasten nicht einfach bedeutet, nichts zu essen, und Sie Ihren Körper ja stimulieren und nicht überlasten wollen, sollten Sie sich entsprechende Literatur zulegen und das Projekt mit Ihrem Hausarzt oder Heilpraktiker besprechen.

Heute schon bewegt?

Grundvoraussetzung für jede Art von gesundheitsfördernder Bewegung ist eine gute Körperhaltung. Sie sorgt dafür, daß Muskeln und Gelenke so wenig wie möglich belastet werden und Sie nicht vorzeitig ermüden oder gar dauerhafte Schäden davontragen. Üben Sie aufrechtes Stehen mit geradem Oberkörper, erhobenem Kopf und für eine freie Atmung leicht zurückgenommenen Schultern. Die Füße stehen dabei parallel und leicht geöffnet, die Knie sind nicht durchgedrückt. Sitzen sollten Sie ebenfalls mit geradem Rücken und leicht nach hinten sowie unten genommenen Schultern; Ober- und Unterschenkel sollten dabei einen rechten Winkel bilden. Ärgern Sie sich nicht, wenn Ihre Kinder wieder mal nicht eine halbe Stunde stillsitzen konnten. Die Kleinen haben recht: Der menschliche Körper ist nicht dafür konstruiert, stundenlang in derselben Position zu verharren. Damit z.B. die Bandscheiben richtig durchblutet werden und sich das Blut in den Beinen nicht staut, sollten Sie ab und zu aufstehen und ein paar Schritte gehen oder Dehnungsübungen machen. Wenn Sie viel stehen müssen, wechseln Sie Ihre Position wahrscheinlich automatisch immer wieder. Ein paar gute Tips: Im Wechsel stets das eine Bein etwas vorstellen - so bleiben Sie leichter im Gleichgewicht. Versuchen Sie dasselbe auch mit einer kleinen Fußbank, und vermeiden Sie auf jeden Fall, mit vorgebeugtem Oberkörper zu stehen. Achten Sie auf rückenschonendes Heben: Gehen Sie beim Bücken in die Knie, und heben Sie die Last in erster Linie mit den Oberschenkelmuskeln und nicht mit den Armen. Tragen Sie die Last möglichst dicht am Körper und niemals mit gebeugtem Rücken.

Haben Sie Spaß an Bewegung? Dann wählen Sie eine Sportart Ihres Interesses, und legen Sie los. Wenn Sie bereits Gesundheitsprobleme haben oder älter als etwa Mitte Dreißig sind und lange keinen Sport mehr getrieben haben, sollten Sie sich vorher vom Arzt durchchecken lassen und mit ihm besprechen, welche Sportart Ihre speziellen Probleme ausgleichen kann und Sie dabei nicht überlastet. Bedenken Sie, daß manche Sportarten wie z.B. Wandern oder Radfahren in erster Linie die Ausdauer trainieren und es empfehlenswert sein kann, für eine geschwächte Rückenmuskulatur zusätzlich Krafttraining zu machen. Bei alledem gilt: nicht übertreiben!

Wie Sie gelassen bleiben

Körper und Seele bilden eine Einheit; deshalb ist seelische Ausgeglichenheit eine wesentliche Voraussetzung für das Wohlbefinden. Daran sollten Sie arbeiten. Keine Sorge: Niemand verlangt, daß Sie sich von Grund auf ändern. Wichtig ist vor allem die Einstellung zu sich selbst und anderen. Unterdrücken Sie Ihre individuellen Charakterzüge nicht, aber mäßigen Sie sie da, wo sie Ihnen und anderen Probleme bereiten könnten. Denken Sie positiv!

Die klassischen Methoden zur Streßbewältigung sind Entspannungstechniken. Von Autogenem Training bis Yoga stehen die unterschiedlichsten Techniken zur Wahl. Informieren Sie sich z.B. bei Ihrer Krankenkasse und testen Sie gegebenenfalls mehrere Verfahren, bis Sie eines gefunden haben, das Ihnen liegt.

Reise- und Hausapotheke

In die Reiseapotheke gehört eine Grundausstattung, die man immer dabei haben sollte. Im einzelnen sind dies:

- Pflaster aller Art (Heftpflaster, Binden, Mullbinden und Verbandsstoff),
- Schmerzmittel,
- Medikamente gegen Erkältungskrankheiten,
- Mittel gegen Durchfall und Erbrechen; eine Elektrolytmischung zum Ausgleichen des Wasser- sowie des Salzverlustes,
- leichte Abführmittel,
- Mittel für den Sonnenschutz,
- Salben oder ein Gel gegen Insektenstiche,
- Pinzette,
- Fieberthermometer,
- Mittel gegen die Symptome der Reisekrankheit.

Hinzu kommen natürlich alle Medikamente, die man regelmäßig nehmen muß.

Die Hausapotheke

Für leichte Beschwerden und Verletzungen ist es hilfreich, einen kleinen Vorrat an Medikamenten anzulegen. Folgendes sollten Sie im Haus haben:

Verbandsmaterial:

- Pflasterstrips,
- elastische Binden,
- Heftpflaster,
- steril verpackte Mullbinden.

Hilfsmittel:

- Verbandsschere,
- Sicherheitsnadeln,
- Verbandsnadeln,
- Hautschere,
- Fieberthermometer.

Medikamente:

- Mittel zur Desinfektion von Wunden,
- Wundsalbe,
- Brandgel,
- Schmerztabletten,
- Tabletten gegen Erkältungskrankheiten,
- fiebersenkende Mittel,
- Medikamente gegen Verstopfung bzw. Durchfall.

Literaturverzeichnis

Au, Franziska von: *Hausrezepte gegen alle Krankheiten*, Südwest Verlag, München 1998

Bohlmann, F.: *Sauer macht gesund*, Gräfe und Unzer Verlag, München 1999

Bown, D.: *Dumont's große Kräuter-Enzyklopädie*, Dumont Buchverlag, Köln 1998

Braunschweig, R. von: *Lavendel, Teebaum, Manuka*, Gräfe und Unzer Verlag, München 1998

Braunschweig, R. von: *Teebaum-Öle*, Gräfe und Unzer Verlag, München 1998

Gesund durchs Leben – die rezeptfreie Gesundheitsdatenbank, MediaDom Verlags GmbH, München

Hartmann, E.: *Das große Handbuch der Hausmittel*, Edition GIE, Tübingen 1996

Hellmiß, M.: *Das große Praxisbuch Apfelessig*, Südwest Verlag, München 1997

Hirschsteiner, T.: *Von Apfelessig bis Weißdorn*, Gräfe und Unzer Verlag, München 1998

Kluge, H.: *Durch Teebaumöl gesund und schön*, Südwest Verlag, München 1995

Küllenberg, B.: *Apfelessig & Co.*, Gräfe und Unzer Verlag, München 1997

Marx, A.-M.: *Rotwein*, Urania-Verlag, Berlin 1998

Mayer-Seifert, Konstanze: *Die große Hausapotheke für die ganze Familie*, Urania-Verlag, Berlin 1997

Meintroup, M.: Natürlich behandeln mit Aloe vera, Südwest Verlag, München 1997

Minker, M.: *Die Kraft der Heilpflanzen. Echhinacea*, dtv, München 1998

Pahlow, M.: *Das große Buch der Heilpflanzen*, Gräfe und Unzer Verlag, München 1998

Pospisil, E.: *Knoblauch*, Gräfe und Unzer Verlag, München 1998
Ravens, U.: *Die geheime Kraft der Zwiebel*, Midena-Verlag, Augsburg 1997
Samel, G.: *Gesund und schön mit Lavendel*, W. Ludwig Buchverlag, München 1998
Scherf, G.: *Die Kraft der Heilpflanzen. Ginkgo*, dtv, München 1998
Schilcher, H.: *Die Kamille*, Wissenschaftliche Verlagsgesellschaft mbH, Stuttgart 1987
Schwarz, A./Schweppe, R.: *Grüner Tee*, Gräfe und Unzer Verlag, München 1998
Stiftung Warentest: *Handbuch Selbstmedikation*, Berlin 1995
Uccusic, P.: *Doktor Biene*, Ariston Verlag, Kreuzlingen 1997
Uhlemayr, U.: *Wickol & Co.*, Gräfe und Unzer Verlag, München 1997
Werner, M.: *Ätherische Öle*, Gräfe und Unzer Verlag, München 1996
Wichtl, M.: *Teedrogen und Phytopharmaka*, Wissenschaftlich Verlagsgesellschaft mbH, Stuttgart 1997
Wimpfen, von H.H.: *Sauerkraut*, Orac, Wien, München, Zürich (1996)
Worm, N.: *Täglich Wein*, Hallwag Verlag, Bern/Stuttgart 1997
Zeltner, R. u. A.: *Die Kraft der Heilpflanzen. Johanniskraut*, dtv, München 1998
Zittlau, J.: *Gesund und schön mit Kefir*, W. Ludwig, München 1998
Zittlau. J.: *Die besten Rezepte aus der Hausapotheke*, Südwest Verlag, München 1997

Umschlaggestaltung: Robert Gigler, München
Konzeption und Produktion:
Dr. Reitter & Partner Verlag GmbH,
85591 Vaterstetten

Printed in Germany

ISBN 3-89755-531-X